【中医珍本文库影印点校】珍藏版

《外科方外奇方》四卷。清·凌奂撰，原名维正，字晓五，一字晓邬，晚号折肱老人。归安人。

本书凡二十一门，计方三百七十九首。全书以方带病，略于议论与症脉，详于制方与施用，文句朴实，通俗易懂。述方皆外科不传之秘，切合实用。

外科方外奇方

（清）凌奂 撰

山西出版传媒集团
山西科学技术出版社

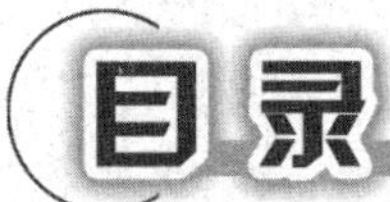

目录

外科方外奇方目录

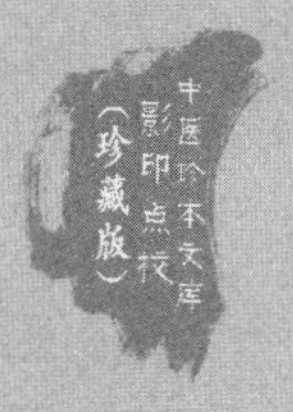

外科方外奇方目錄

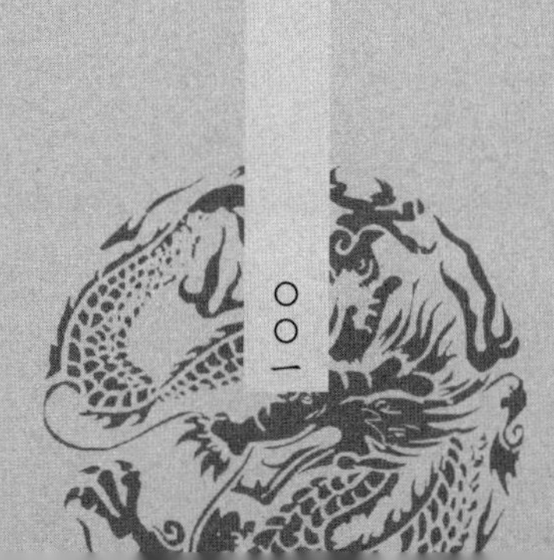

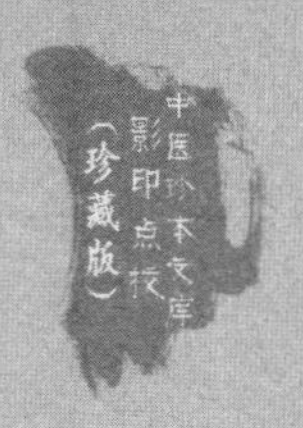

外科方外奇方目録

二

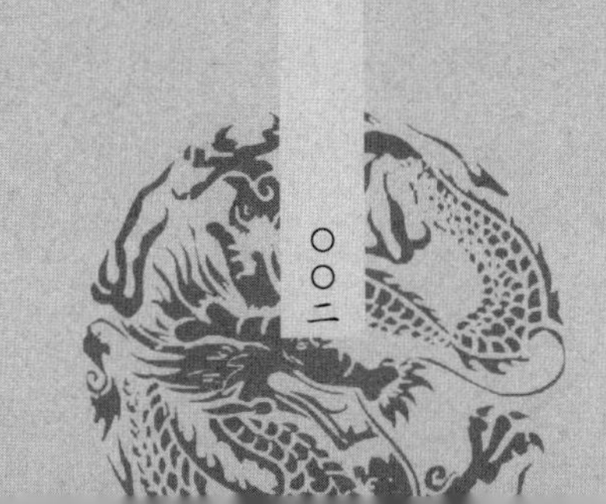

卷四

卷四

臁瘡部
癬瘡部
痔瘡部
口牙部
鼻耳部
脚部
補遺

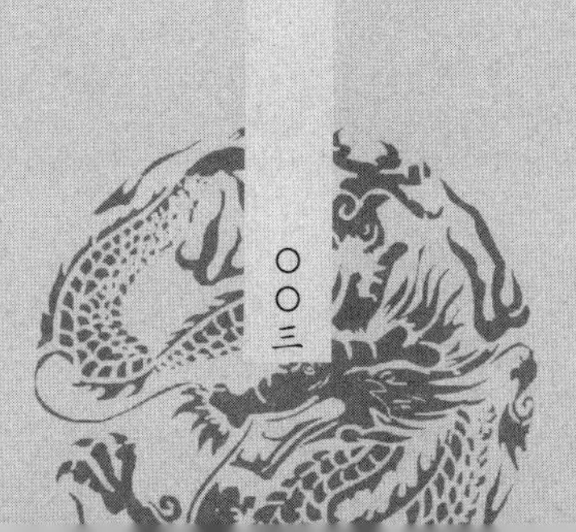

清故资政大夫二品封典凌公晓五行状

公凌氏，讳奂，原名维正，字晓五，一字晓邬晚，号折肱老人。元秘书监呈兴郡侯，吉川公之后，由安吉迁居归安之茗溁，至公曾祖汉飞，又由茗溁迁郡横塘，遂世为归安人。《明史·方伎传》有字汉章，而以针灸名者，公十一世祖也。以医传世代，有闻人公生而体弱善病，遂弃举子，业习岐黄家言，姿性警敏，异常人。广搜汉唐以来名医方书，昕夕研求，必究其原而穷其理。吾湖织里多书贾，有以乌镇僧逸林旧藏秘籍求售者，公爱不忍释。时近岁暮，罄囊不足至典，新裘以易之，前后弃藏万余卷，多海内未见之本，著饲鹤亭藏书志三卷，考核精审。弱冠后名稍稍出，闾巷郡南下昂村呈瘦生，明经芹儒医也。见公方案赞叹不去口，公遂从而受业焉。归而学益进，名益起，男妇大小，方脉以至疮疡损伤诸科，无不精求诊者。趾错于户，治病多奇效，生死一言可决，妇竖无知，不知皆称凌仙

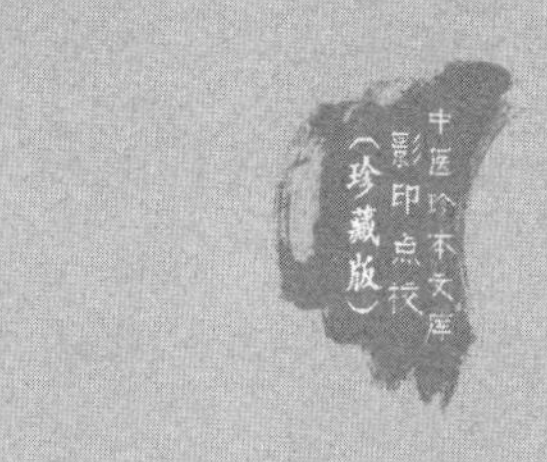

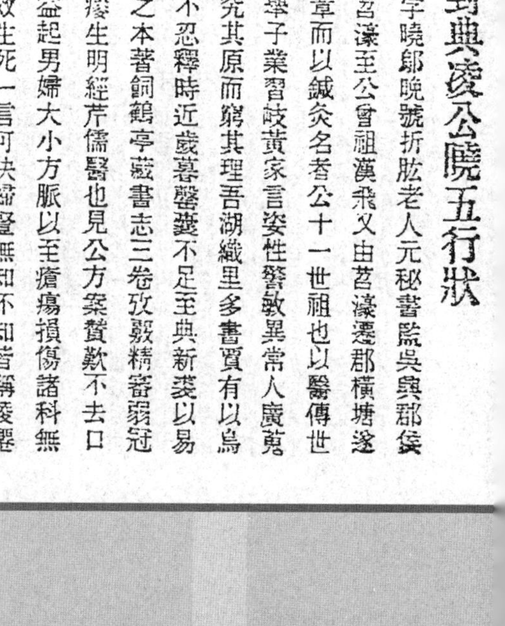
清故資政大夫二品封典凌公曉五行狀

公凌氏諱奐原名維正字曉五一字曉邬晚號折肱老人元秘書監呉興郡侯吉川公之後由安吉遷居歸安之茗溇至公曾祖漢飛又由茗溇遷郡横塘遂世爲歸安人明史方伎傳有字漢章而以鍼灸名者公十一世祖也以醫傳世代有聞人公生而體弱善病遂棄舉子業習岐黄家言姿性警敏異常人廣蒐漢唐以來名醫方書晰夕研求必究其原而窮其理吾湖織里多書賈有以烏鎮僧逸林舊藏秘籍求售者公愛不忍釋時近歲暮罄囊不足至典新裘以易之前後弃藏萬餘卷多海内未見之本著飼鶴亭藏書志三卷攷覈精審弱冠後名稍稍出閭巷郡南下昂村吳瘦生明經芹儒醫也見公方案贊歎不去口公遂從而受業焉歸而學益進名益起男婦大小方脈以至瘡瘍損傷諸科無不精求診者趾錯於戶治病多奇效生死一言可決婦豎無知不知皆稱凌僊

外科方外奇方凌公行狀　一

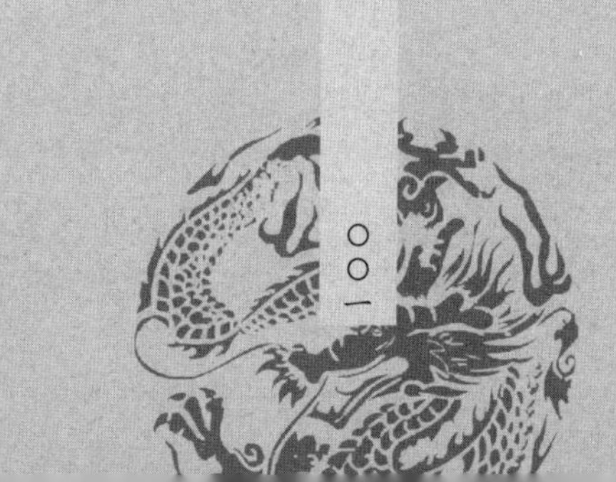

人遠近幣聘爭迎寒暑靡間不言勞不責酬貧而病者兼施以珍藥無少恡五十年如一日當世名公卿如侯官郭遠堂制軍番禺楊黼香太守咸旌其廬四方執籍來學者數十輩中多知名士苕中七子俞勁叔剛其一也亦間有鄉曲之子素匙讀書公有教無類一以內經靈素爲根柢更取古今專家著述口講指畫聽者忘疲並時舉古人名醫無後之言相誥誡及門諸子沾溉餘緒學成以去各本所得師承出而問世率多運用不竭醫名藉甚以余所知長超朱皆春鎮海王香巖烏程李季青及公胞姪永言表兄其尤著者也公既於醫有心得不自珍秘臨證課徒之暇手訂本草害利八卷及醫學薪傳一卷飼鶴亭集方二卷族子霞序而行之其六科良方集要一書則就錢塘周氏舊本重爲校補刊印者也爲人任俠好義勇於赴事浙省錢糧秏羨程安二縣爲最重民不能堪公先世隱於吏有田文焚券盛德故田間疾苦知之獨詳咸豐戊午歲大

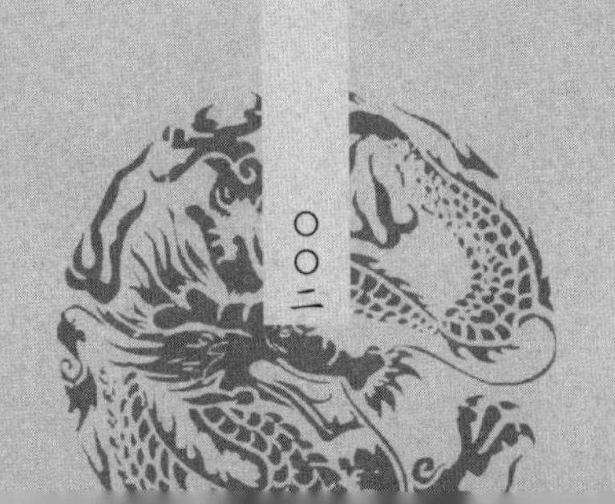

人，远近币聘争迎，寒暑靡间不言劳，不责酬，贫而病者，兼施以珍药无少。恡五十年如一日，当世名公。卿如侯官，郭远堂制军，番禺杨黼香太守，咸旌其庐，四方执籍来学者数十辈中，多知名士。苕中七子俞劲叔，刚其一也。亦间有乡曲之子，素匙读书，公有教无类，一以《内经》《灵》、《素》为根柢，更取古今专家著述口讲指画。听者忘疲，并时举古人名医无后之言相诰诫，及门诸子沾溉余绪学成，以去各本所得。师承出而问世，率多运用不竭，医名藉甚，以余所知，长超朱皆春，镇海王香岩，乌程李季青，及公胞侄永言表兄，其尤著者也。公既于医有心得，不自珍秘，临证课徒之暇，手订《本草害利》八卷，及《医学薪传》一卷，《饲鹤亭集方》二卷。族子霞序而行之，其《六科良方集要》一书，则就钱塘周氏旧本重为校补刊印者也。为人任侠好义，勇于赴事，浙省钱粮耗，羡程安二县为最重，民不能堪，公先世隐于吏，有田文焚券盛德，故田间疾苦知之。独详咸丰戊午岁，大

祲官督漕急奸民吴士勤，与叶邦杰、沈元虎等争雄，长聚群不逞之徒哄于市，毁及公祖屋，当事以抗粮诬揭太府，株连百余村，公有田在茗濠，又痛覆巢之祸，义忿所激，奋不顾身。时粤寇已逼郡西之泗安，间道犇控台省，复谒段廉使光清行营下，其事于县，又自扭士勤解案，纵弗治虑，益滋后患，不得已仓皇走。京师申理得直会省城陷事，遂寝而公之出，入贼中备历艰险，濒死者数矣。因绘脱难图，自识事之颠末，以示子孙。凡患难中一饭一恩，一钱之惠，无不缕载直道在人，卒以挽回天心。隐弭钜案生还故里，骨肉重圆，未始非公先人公门积德所致。庚申湖防告急，重关不启，时公昆弟六人已析产，独先奉二亲，避兵于新市东五里之新开河村，而悬壶于新市。旦出暮入，以博菽水之资，烽烟弥眼，晨昏无恙。同治壬戌郡城，不守诸族姓及亲故，往投者不绝于道。公一一款留，推食解衣，有从者如归之乐。即平居不相通问，而但能识公姓名者，皆就食

祲官督漕急奸民吳士勤與葉邦傑沈元虎等爭雄長聚羣不逞之徒鬨於市
毀及公祖屋當事以抗糧誣揭太府株連百餘村公有田在茗濠又痛覆巢之
禍義忿所激奮不顧身時粵寇已偪郡西之泗安間道犇控臺省復謁段廉使
光清行營下其事於縣又自扭士勤解案縱弗治慮益滋後患不得已倉皇走
京師申理得直會省城陷事遂寢而公之出入賊中備歷艱險瀕死者數矣因
繪脫難圖自識事之顛末以示子孫凡患難中一飯之恩一錢之惠無不縷載
直道在人卒以挽回天心隱弭鉅案生還故里骨肉重圓未始非公先人公門
積德所致庚申湖防告急重關不啟時公昆弟六人已析產獨先奉二親避兵
於新市東五里之新開河村而懸壺於新市旦出暮入以博菽水之資烽烟彌
眼晨昏無恙同治壬戌郡城不守諸族姓及親故往投者不絕於道公一一款
留推食解衣有從者如歸之樂即平居不相通問而但能識公姓名者皆就食

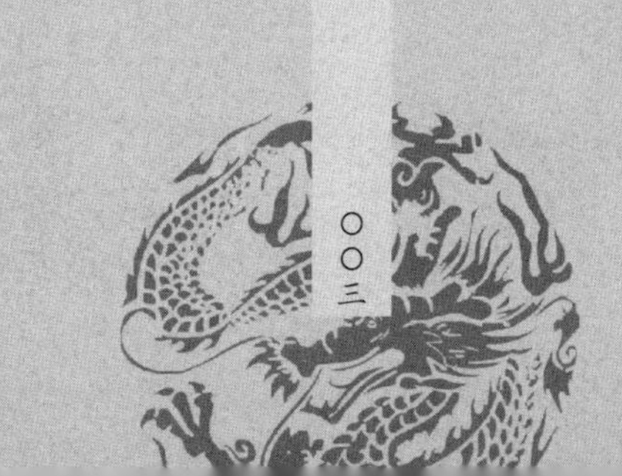

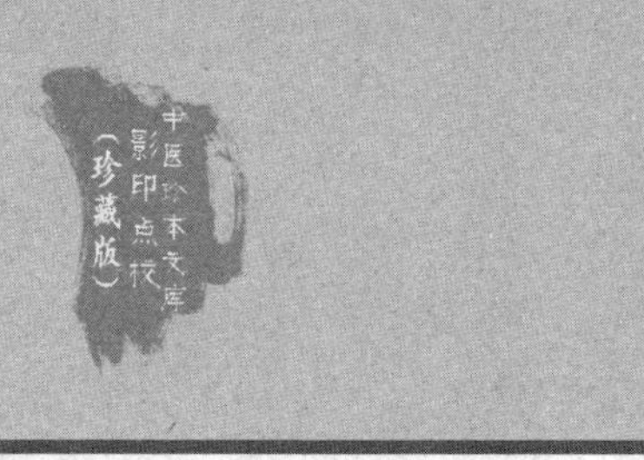

焉其時斗米千錢食指累百醫之所入僅堪一飽嘗因天雨斷炊徒跣泥淖中走十里外乞貸以舉火有知其窮而他去者更質衣物以資其行二親相繼歿於鄉公獨行殯葬悉如禮鄉居三年盜不入其閭人以爲好善之報諸戚族避地者亦受芘焉甲子官軍復郡城公攜家歸首命長君初平收瘞戰骨以萬計又合諸難裔於五月初三城陷紀念日就郡縣城隍祠延僧道作道場薦度殉難官民歲以爲常亦安不忘危之意並請地方有司禁屠宰一日顧屠沽仍有違禁私宰者公勸之不可則投其肉於河公歿後遂無有能阻之者今則世變境遷并難日紀念而已成告朔矣燹刼遺黎繼之疫癘復與姚公守梅諸善董創立仁濟善堂拯荒救生諸事皆隸焉而尤以施送醫藥爲急務貧民持善堂聯單求醫者公一律待遇無少歧視改革後公私掃地舊時地方慈善事業半多中輟惟善堂施醫歷久不廢推原本始實公提倡之力爲多鄉里有不平事

焉。其时斗米千钱，食指累百，医之所入，仅堪一饱。尝因天雨断炊，徒跣泥淖中走十里外乞贷，以举火。有知其穷而他去者，更质衣物以资其行。二亲相继殁于乡，公独行殡葬，悉如礼。乡居三年，盗不入其闾，人以为好善之报，诸戚族避地者亦受芘焉。甲子官军复郡城，公携家归，首命长君初平收瘞战骨以万计，又合诸难裔于五月初三城陷纪念日，就郡县城隍祠延僧道作道场。荐度殉难官民，岁以为常，亦安不忘危之意，并请地方有司禁屠宰一日，顾屠沽仍有违禁私宰者，公劝之不可，则投其肉于河。公殁后，遂无有能阻之者。今则世变境迁，并难日纪念而已，成告朔矣。燹劫遗黎，继之疫疠，复与姚公守梅，诸善董创立仁济善堂，拯荒救生，诸事皆隶焉。而尤以施送医药为急务，贫民持善堂联单求医者，公一律待遇，无少歧视。改革后，公私扫地，旧时地方慈善事业半多中辍，惟善堂施医历久不废。推原本始，实公提倡之力为多。乡里有不平事，力为排解，有鲁仲连之遗风。光绪甲申，各乡被水成灾，岁收不及二成，安邑宰谭公恩斁格于吏，议徵如额，民情汹汹，相率停斛要挟粮艘齐集城内外，数以千计聚众鸣鼓，势将捣毁官署，几重酿戊午之变。事机危迫，间不容发，公道经便民，仓外乡民，遮与罗拜，共庆得生。公慨然引为己任，遂偕姚公守梅入谒谭公，为民请命，得照八折减收，人心大定，官民咸受其赐。急人之难，常恐不及，出死入生，一言足重。公弟子有妙喜朱竹士者，愤族叔某横行无状，手刃之而自首于官，直承不讳，将论重辟。公乘程邑宰周公锐延诊之便，从容陈竹士母老子幼，宜在矜原之例。竹士得减等律，拟遇赦出狱去。公殁时，甫踰年耳，公虽医道大行，不事居积，终岁所得随手散尽，产不及中人，而乐善之诚，根于天性，未尝为有无计。尝有华楼桥下舟居，一江北苦力，浼公往诊，病不治，且无以为殓，公犇走喘汗，既为募得乐寿善会施棺。复晨叩月河王氏门，乞旧棉衣一袭，以

力爲排解有魯仲連之遺風光緒甲申各鄉被水成災歲收不及二成安邑宰譚公恩斁格於吏議徵如額民情洶洶相率停斛要挾糧艘齊集城內外數以千計聚衆鳴鼓勢將搗毀官署幾重釀戊午之變事機危迫間不容髮公道經便民倉外鄉民遮輿羅拜共慶得生公慨然引爲己任遂偕姚公守梅入謁譚公爲民請命得照八折減收人心大定官民咸受其賜急人之難常恐不及出死入生一言足重公弟子有妙喜朱竹士者憤族叔某橫行無狀手刃之而自首於官直承不諱將論重辟公乘程邑宰周公銳延診之便從容陳竹士母老子幼宜在矜原之例竹士得減等律擬遇赦出獄去公歿時甫踰年耳公雖醫道大行不事居積終歲所得隨手散盡產不及中人而樂善之誠根於天性未嘗爲有無計嘗有華樓橋下舟居一江北苦力浼公往診病不治且無以爲殮公犇走喘汗既爲募得樂壽善會施棺復晨叩月河王氏門乞舊緜衣一襲以

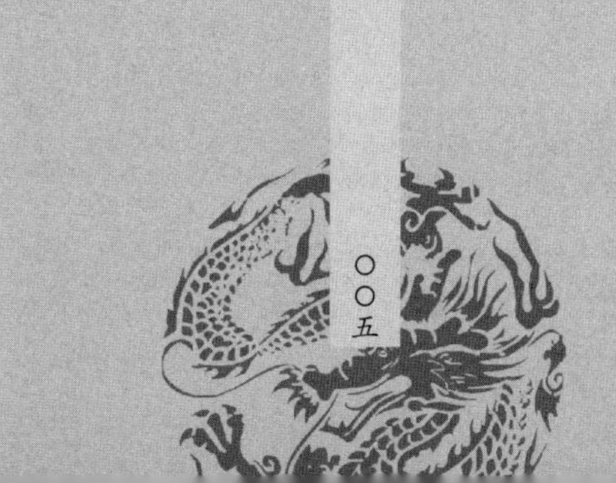

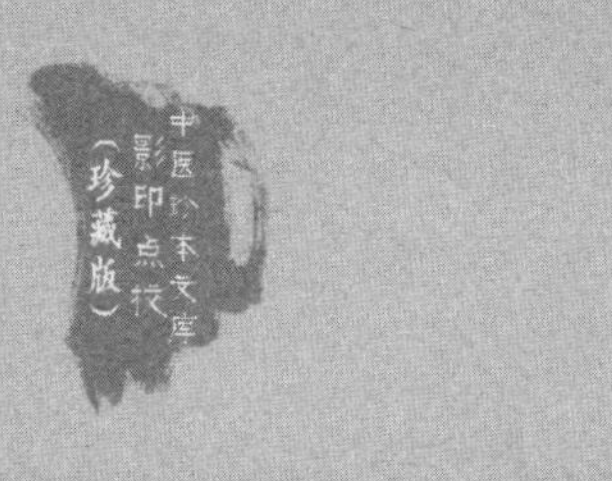

爲裹屍之具二十年後王氏諸孫旅滬者追懷軼事猶爲公後人津津道之其他好義力行多類此敬宗收族倡修苕濼支祠以聯城鄉同宗睦誼春秋饗祀至今子孫率行不替平時禮遇族人尤重名節族嫆氏潘忠介嫡裔也貧無依賴恃紡績爲生活公以其矢志苦節無忝宗風謀諸族人使守祠宇以終老並爲列狀請旌節孝懸額祠旁與忠介同傳不朽用意深遠足資觀感堂姪紹曾少孤貧不能自立公旣爲綢繆家室復令繼承小莊公分遺莊書舊業顧性謹愿拙於催科歲計恆不及額公必爲彌縫匡救公私賴以兩全族兄鹿樵出亡於外死未歸骨嫆氏史先曾留養公家子象曾幼遭離散公多方物色卒使母子完聚象曾雖不善治生業而事母能盡孝養公始終周䘏之誼篤宗親昭昭在人耳目公雖專精一藝而能背誦經史大義旁及佛書道藏經咒符籙之屬無所不通龍虎天師張眞人遺法官至湖授公天醫院治病僊官並頒經籙公

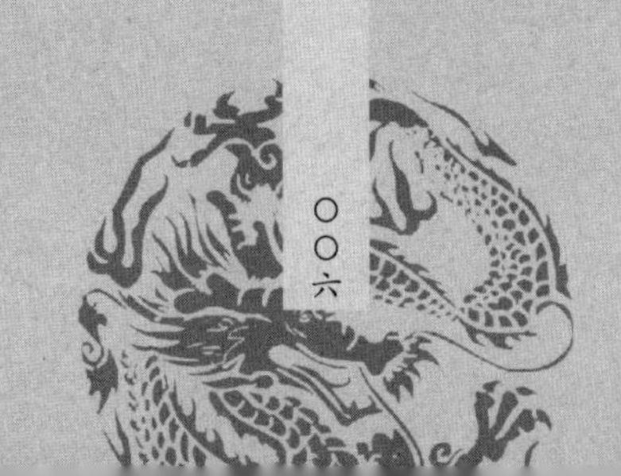

为裹尸之具。二十年后，王氏诸孙旅沪者追怀轶事，犹为公后人津津道之。其他好义力行多类此，敬宗收族，倡修苕濠支祠，以联城乡同宗，睦谊春秋，飨祀至今，子孙率行不替。平时礼遇族人，尤重名节。族嫆氏，潘忠介嫡裔也，贫无依赖，恃纺绩为生活，公以其矢志苦节，无忝宗风，谋诸族人使守祠宇，以终老，并为列状，请旌节孝，悬额祠旁，与忠介同传，不朽用意深远。足资观感堂侄绍曾，少孤贫不能自立，公既为绸缪家室，复令继承小庄，公分遗庄书旧业，顾性谨愿拙于催科，岁计恒不及额。公必为弥缝匡救。公私赖以两全族兄鹿樵出亡于外，死未归骨，嫆氏史先曾留养。公家子象曾，幼遭离散，公多方物色，卒使母子完聚。象曾虽不善治生业，而事母能尽孝养，公始终周䘏之谊，笃宗亲昭昭在人耳目。公虽专精一艺，而能背诵经史，大义旁及佛书、道藏经、咒符录之属，无所不通。龙虎天师张真人遗法，官至湖授，公天医院治病，仙官并颁经录，公

向道素笃奉金盖山龙门正派为费，拨云衣钵弟子，道号壶隐，劫后宗坛香火不绝如线，归安孝子程抱云处，士符弃官，寻亲先寄居郡城天后宫。公重其为人，遂合诸同宗，延主梅观讲席，以正谊表率。后学远近向慕，宗风为之一振。含山泛詹千戎抡元严于治盗，侦得者十九就擒，公劝之济以宽，遂指引入云山，问道师事，公其后詹君卒，为盗党所报复，论者谓公有前知焉。又尝受正乙五雷法，于章法师元敬师，常住郡城之玉皇殿，年老有足疾，殿为茅山道众所据，将逐章。公力为之争，遂分雷祖殿一区，俾收香火，资以终老。先是有郡城东关外某庙住，僧发心者一苦行头陀也，能结善信缘，他寺僧中以蜚语愤而自宫。公闻之，飞舆往救，始复苏，并给蔆药以善其后，得终主其庙者十余年。郡城武圣宫，俗名大关帝庙，古刹也，遭兵久圮，发心既庆更生，沿街诵佛，募资重新庙貌。安邑宰沈公宝，清从公之，请拨留茶捐公款，以成其志。古天医庙在郡南横

嚮道素篤奉金蓋山龍門正派爲費撥雲衣鉢弟子道號壺隱刼後宗壇香火不絕如綫歸安孝子程抱雲處士符棄官尋親先寄居郡城天后宫公重其爲人遂合諸同宗延主梅觀講席以正誼表率後學遠近嚮慕宗風爲之一振含山汎詹千戎掄元嚴於治盜偵得者十九就擒公勸之濟以寬遂指引入雲山問道師事公其後詹君卒爲盜黨所報復論者謂公有前知焉又嘗受正乙五雷法於章法師元敬師常住郡城之玉皇殿年老有足疾殿爲茅山道衆所據將逐章公力爲之爭遂分雷祖殿一區俾收香火資以終老先是有郡城東關外某廟住僧發心者一苦行頭陀也能結善信緣他寺僧中以蜚語憤而自宫公聞之飛輿往救始復蘇並給蔆藥以善其後得終主其廟者十餘年郡城武聖宫俗名大關帝廟古刹也遭兵久圮發心既慶更生沿街誦佛募資重新廟貌安邑宰沈公寶清從公之請撥留茶捐公款以成其志古天醫廟在郡南横

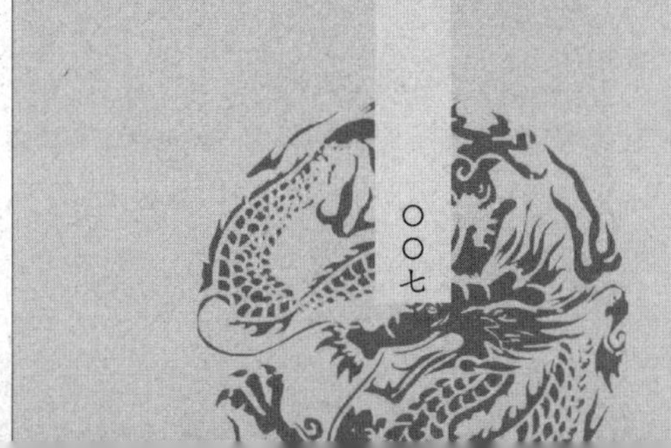

塘去公祖居不遠自經兵火廢爲桑園代遠年湮幾不可攷爲他業所侵佔將於其地改建軒轅公所公聯合醫林同志按圖定界至今賴以保存公之扶翼正敎德及方外遠近名山福地黃冠緇流皆依爲護法善神焉應世餘閒不廢翰墨書法米襄陽兼工篆隸亦善繪事寫水墨魚龍尤饒生致然皆爲醫名所掩少解音律通元人詞曲老而豪氣不減歲時逢吉賓朋滿座興至則引吭高唱大江東去一闋以爲笑樂余少時猶數聞之至其善拳術不自矜膂力嘗於燕齊道中爲人捍衛則更無有知之者矣敎子弟以讀書爲樂擇名師課之未嘗加以督責而謝庭羣彥卒皆學成名立光大門閭爲善者後必興不其宜歟公年五十一時創發甚劇長君初平刲股療父復延菱湖瘍科世醫先外祖杏林費公施以刀圭而愈病中慮有不諱伏枕手書遺訓數千言處分身後家事甚悉無一字不從血性忠告讀之令人油然生孝友之心天相吉人卒獲大壽

塘，去公祖居不远，自经兵火，废为桑园，代远年湮，几不可考，为他业所侵占，将于其地改建轩辕公所。公联合医林同志，按图定界，至今赖以保存，公之扶翼正教，德及方外，远近名山，福地黄冠，缁流皆依，为护法善神焉。应世余闲，不废翰墨书法，米襄阳兼工篆隶，亦善绘事写水墨鱼龙，尤饶生致。然皆为医名所掩，少解音律，通元人词曲，老而豪气不减。岁时逢吉，宾朋满座，兴至则引吭高唱，大江东去一阕，以为笑乐。余少时犹数闻之至，其善拳术，不自矜膂力，尝于燕齐道中为人捍卫，则更无有知之者矣。教子弟以读书为乐，择名师课之，未尝加以督责，而谢庭群彦卒，皆学成名，立光大门闾为善者，后必兴不其宜欤。公年五二一时，创发甚剧，长君初平，封股疗父，复延菱湖疡科世医先外祖，杏林费公施以刀圭而愈。病中虑有不讳，伏枕手书遗训数千言，处分身后家事，甚悉无一字不从血性忠告，读之令人油然生孝友之心。天相吉人卒获大寿，

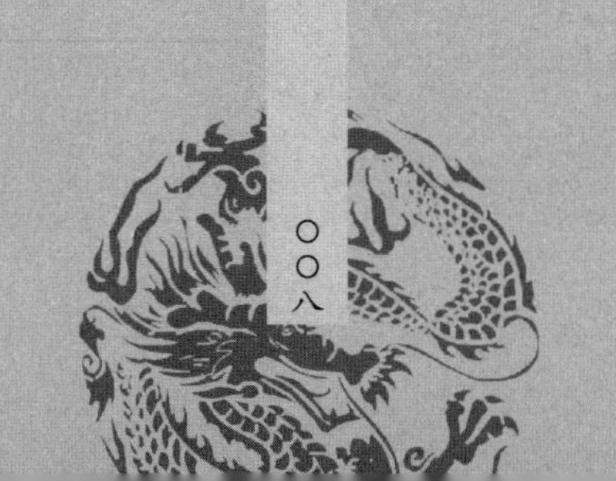

于光绪癸巳四月八日，浴佛节考终里，第春秋七十有二。元配李太夫人，余长姑母也，圣善宜家，四德纯备，天夺贤母，先公四十五年卒，生子二女一。长子绂曾，即初平徵君，诂经精舍高才生，少有文名，并承家学，精医术。清光绪间，两膺特召为醇贤亲王治疾，叠蒙两宫召见五次，独对二次，温语褒嘉。有医学颇有根柢等谕历，官粤鲁牧宰体，先世积德之训，所至多惠，政案无留狱暇，辄为民诊治。公庭出入无禁，活国活人，民爱之如慈母，并分鹤俸，购求古籍，有鸿术堂藏书二万余卷中，多宋明精刻，读书读律，日手一编，时以经术润色，文治自署，安静之吏。有两汉儒生，临民气象次汝曾字颖士，以知县官，闽省值台疆多，故迭著劳勚，亦以能吏。闻于时长女，适同邑诸生沈家骏，公高足弟子也。世居新市之西句城，新市为公旧游地，沈氏接踵而起，渊源有自，尤精妇人科，至今子孙犹世其业。三子可曾，字定孚，附贡生。四子绶曾，字爽泉，皆能医，得公真传。无

於光緒癸巳四月八日浴佛節考終里第春秋七十有二元配李太夫人余長姑母也聖善宜家四德純備天奪賢母先公四十五年卒生子二女一長子紱曾即初平徵君詁經精舍高才生少有文名並承家學精醫術清光緒間兩膺特召爲醇賢親王治疾疊蒙兩宫召見五次獨對二次溫語褒嘉有醫學頗有根柢等諭歷官粵魯牧宰體先世積德之訓所至多惠政案無留獄暇輒爲民診治公庭出入無禁活國活人民愛之如慈母並分鶴俸購求古籍有鴻術堂藏書二萬餘卷中多宋明精刻讀書讀律日手一編時以經術潤色文治自署安靜之吏有兩漢儒生臨民氣象次汝曾字穎士以知縣官閩省值臺疆多故迭著勞勩亦以能吏聞於時長女適同邑諸生沈家駿公高足弟子也世居新市之西句城新市爲公舊游地沈氏接踵而起淵源有自尤精婦人科至今子孫猶世其業三子可曾字定孚附貢生四子綬曾字爽泉皆能醫得公眞傳無

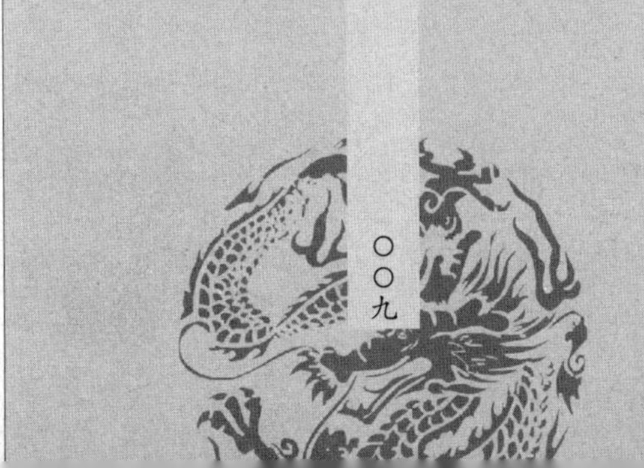

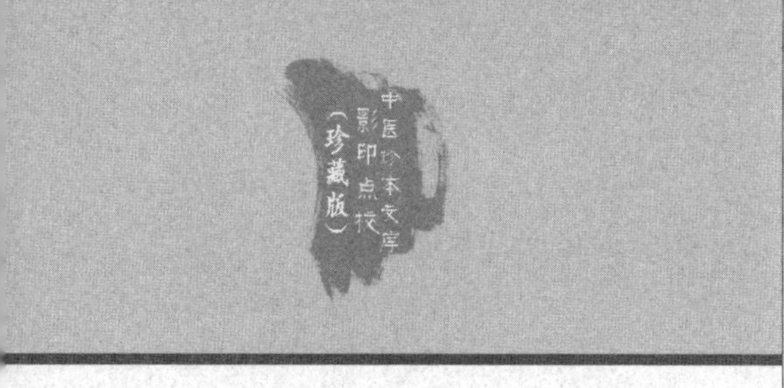

時醫習氣綬曾於侍診時輯有公臨證醫案四卷五步曾字頌武六企曾字謙六七景曾字仰止先後入邑庠各能與時變通不沾沾於章句步曾先經桐盧袁忠節公招往蕪湖任以校刊志乘詩文之役後遂轉入仕途企曾葉書就賈歷辦營口蘇滬繭絲實業景曾與余共几席相契尤厚次女適德清胡安瀾亦諸生自可曾以下子女六人徐太夫人出紱曾步曾皆出嗣孫十三紱曾生長孫祖壽字銘之以附生貢成均奉諱後僑寓滬濱娛親養志不樂仕進續修支祠宗譜並獨力捐立正記公堂克成祖若父未竟之志光緒甲辰捐助直隸善後賑款獎給祖父母父母樂善好施字樣仍准自行建坊又遵母命捐資興學同鄉公推爲湖州旅滬公學校長兼南洋女子師範學校校長樂育多才成績久著得獎勵學功宏匾額如一等金質嘉祥章又以故父遺書捐入吳興地方圖書館以公衆覽汝曾生人壽之壽昶壽可曾生頤壽恒壽升壽綬曾生金壽

时医习气，绶曾于侍诊时辑有公临证医案四卷。五步曾，字颂武；六企曾，字谦六；七景曾，字仰止。先后入邑庠，各能与时变通，不沾沾于章句。步曾先经桐卢袁忠节公，招往芜湖，任以校刊，志乘诗文之役，后遂转入仕途。企曾叶书就贾，历办营口苏沪茧实业。景曾与余共几席，相契尤厚。次女适德清胡安澜，亦诸生，自可曾以下子女六人，徐太夫人出，绂曾、步曾皆出嗣孙十三。绂曾生长孙祖寿，字铭之，以附生贡成均，奉讳后侨，寓沪滨娱亲，养志不乐，仕进，续修文祠宗谱，并独力捐立正记公堂，克成祖若父未竟之志。光绪甲辰，捐助直隶善后，赈款奖给祖父母，父母乐善好施，字样仍准，自行建坊，又遵母命，捐资兴学，同乡公推为湖州旅沪公学校长，兼南洋女子师范学校校长。乐育多才，成绩久著，得将励学，功宏，匾额如一等金质嘉祥章，又以故，父遗书捐入吴兴地方图书馆，以公众览。汝曾生人寿之寿昶寿。可曾生颐寿、恒寿、升寿。绶曾生金寿。

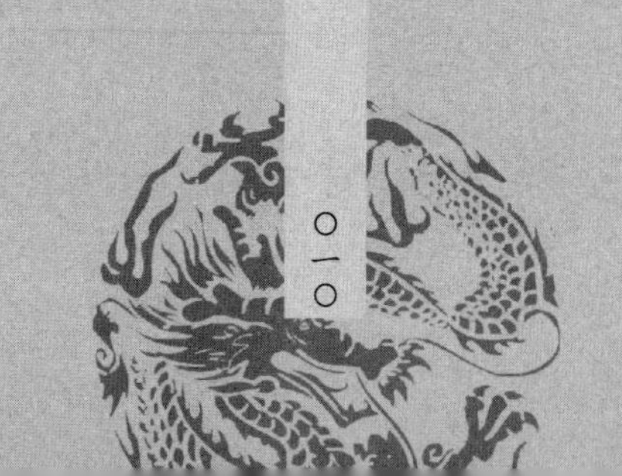

步曾生南寿、磻寿、尧寿。企曾生曼寿。景曾生年寿。孙女四人已嫁者三，皆适士族。曾孙八，华儁、华俦、华仁、华伦、华倜、华佶、华侃、华伸。曾孙女五，玄孙三，尚贤、齐贤、希贤。先以次子汝曾，阶封公夫妇四品，继以长子绂曾，山东潍县任内，遇覃恩加级，捐请二品封典，凌氏世有隐德，积久流光，生荣死哀，乡鄰称美。自公高曾祖父，以至伯叔兄弟，率登寿考，公以少时孱弱之躯，又更多难蒙犯风雪，致成喘哮之疾，善自摄卫，中年气体转益强固，食量兼人，处境亦渐，亨终其身。无不如意事，捐馆迄今三十年，七子二女半尚生存，而冢妇沈夫人，且已寿开八秩，贤孝特著例，得褒扬。一门礼教无亏，人才辈出，各以所学，涉历政商学界，辙迹遍长江上下，远及东瀛。德泽之久，长枝叶之蕃衍求诸并世亲，知中殆无伦比。盖清门世胄，其所留贻者远矣。会今岁辛酉，距公与先长姑，道光壬午，始降之年，适同届百龄仙寿，将循世俗成例先后，举行追庆礼，藉申报本之忱百世，

步曾生南壽磻壽堯壽企曾生曼壽景曾生年壽孫女四人已嫁者三皆適士族曾孫八華儁華儔華仁華倫華倜華佶華侃華伸曾孫女五玄孫三尚賢齊賢希賢先以次子汝曾階封公夫婦四品繼以長子紱曾山東濰縣任內遇覃恩加級捐請二品封典凌氏世有隱德積久流光生榮死哀鄉鄰稱羨自公高曾祖父以至伯叔兄弟率登壽考公以少時孱弱之軀又更多難蒙犯風雪致成喘哮之疾善自攝衛中年氣體轉益彊固食量兼人處境亦漸亨終其身無不如意事捐館迄今三十年七子二女半尚生存而冢婦沈夫人且已壽開八秩賢孝特著例得褒揚一門禮教無虧人才輩出各以所學涉歷政商學界轍跡徧長江上下遠及東瀛德澤之久長枝葉之蕃衍求諸並世親知中殆無倫比蓋清門世胄其所留貽者遠矣會今歲辛酉距公與先長姑道光壬午始降之年適同屆百齡僊壽將循世俗成例先後舉行追慶禮藉申報本之忱百世

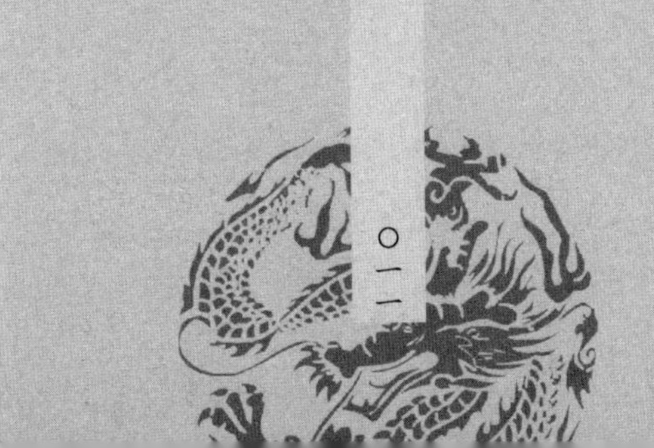

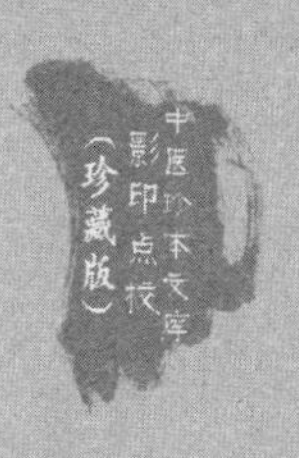

令名表彰宜亟中表諸昆季以同時至戚後進知公之詳與相關之切未有如余者屬爲文以狀其事余生也晚幸免於洪楊之難顧蚤歲過庭側聞先大夫暨諸父老輩述亂離相依情況歷歷在目心識之不敢忘長而與竹林諸阮馳騁名場以學行相砥礪且衡門咫尺朝夕趨陪杖履者十餘年又嘗橐筆入初平表兄海陽縣幕於公一生學術道德大節與夫遺言往行訪求有素欽折亦最深故不敢以不文辭乃即今昔見知聞知所得證以孝子賢孫之所陳述者畧本編年紀事之例以次類敘條繫時地並參物論以諗來者事必徵實語不憚煩庶備修志乘者采擇焉謹狀

中華民國紀元十年夏正辛酉五月

內姪李毓璠頓首拜譔

令名表彰，宜亟中表诸昆季，以同时至戚，后进知公之详与相关之切，未有如余者，属为文以状其事余生也。晚幸免于洪杨之难，顾蚤岁过庭侧，闻先大夫暨诸父老辈述乱离相依情况，历历在目，心识之不敢忘长，而与竹林诸阮驰骋名场。以学行相砥砺，且衡门咫尺，朝夕趋陪，杖履者十余年。又尝橐笔入初平表兄海阳县幕，于公一生学术道德大节，与夫遗言往行访求，有素钦折，亦最深。故不敢以不文辞，乃即今昔见知闻知，所得证以孝子肾孙之所陈述者，略本编年纪事之例，以次类叙条系时地，并参物论以谂来者，事必徵实语不惮烦，庶备修志乘者，采择焉。谨状。

中华民国纪元十年夏正辛酉五月

内侄李毓璠顿首拜撰

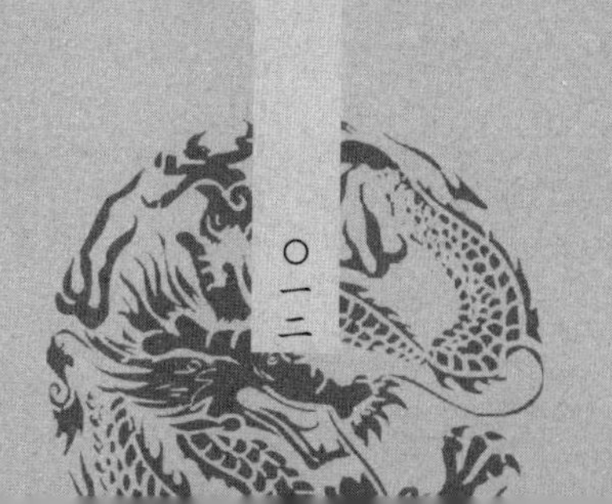

序

今之论医者曰：中医善治内证，西医长于外科，询其何以知其然也？则曰：西医精解剖，断截滂洗目为常事耳，是言也。谓目下之中医，则可谓古昔之中医，则不可盖古之医师类多解此。扁鹊、华佗尤其著者，试读《山西医学杂志》（纂辑中西解剖病理）一通，当知吾言之非妄。然斯妙法神技，何为不传至今日，而与西人颉颃耶？曰守秘而已。

余谓中医之日渐陵替西医之月异日新，其因虽有种种，而守秘与公开实为至大之原。盖学理以研究而愈明，方剂以试用而的知，设有新理良方，惟知自秘，不肯公布，微特不能更有发明。即此一端，亦必终归湮没。吾国医界不明乎此，以致古医麻醉刳剔之术失传于后世，反使西医后进，矜炫其法。抚今思昔，能毋慨欤！为今之计，亟宜开诚布公，相互研求，一扫向日守秘之恶习，则中华

序

今之論醫者曰中醫善治內證西醫長於外科詢其何以知其然也則曰西醫精解剖斷截滂洗目爲常事耳是言也謂目下之中醫則可謂古昔之中醫則不可蓋古之醫師類多解此扁鵲華佗尤其著者試讀山西醫學雜誌（纂輯中西解剖病理）一通當知吾言之非妄然斯妙法神技何爲不傳至今日而與西人頡頏耶曰守秘而已

余謂中醫之日漸陵替西醫之月異日新其因雖有種種而守秘與公開實爲至大之原蓋學理以研究而愈明方劑以試用而的知設有新理良方惟知自秘不肯公佈微特不能更有發明即此一端亦必終歸湮沒吾國醫界不明乎此以致古醫麻醉刳剔之術失傳於後世反使西醫後進矜炫其法撫今思昔能毋慨歎爲今之計亟宜開誠佈公相互研求一掃向日守秘之惡習則中華

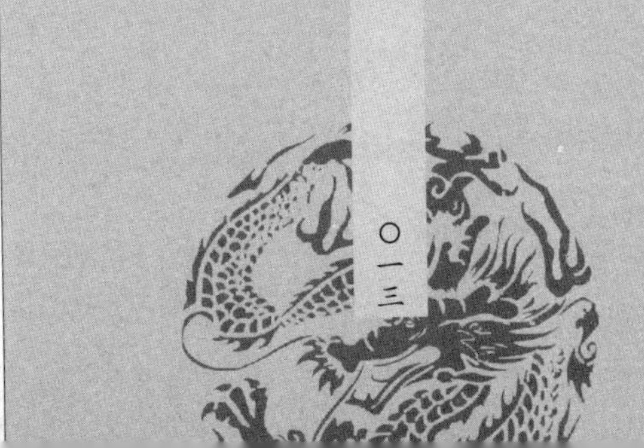

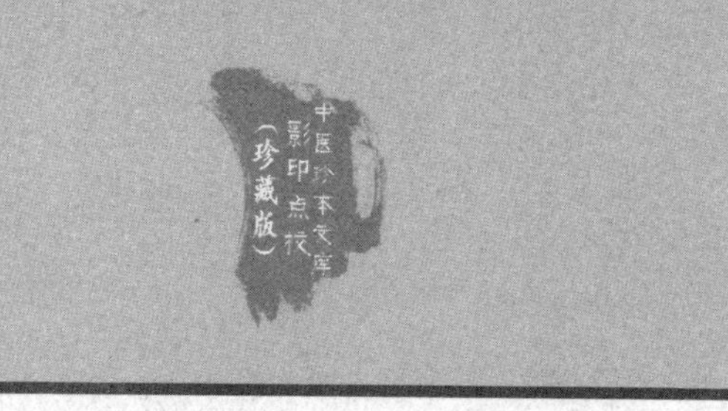

醫學庶有豸乎

淩師曉五有清吳郡之名醫也學問淵博精驗宏富家藏醫書奚啻萬卷胥熟讀精思舍短取長故爲人治病輒多奇效惜冗於診務乏暇著述所作僅數種耳『醫學薪傳』『飼鶴亭集方』已由哲嗣合刊流傳尚有『方外奇方』『淩臨靈方』『本草害利』等書未付剞劂今歲裘公有『三三醫書』之創刊圭思中醫外科之見拙於人良由外科佳籍鮮於流通所致爰將淩師方外奇方一書商諸裘公編入印行并綴數語以告世醫至本書所列各方實淩氏一生經驗之所萃用者自知其妙無待不佞之喋喋也

民國十三祀四月沈仲圭謹序

医学庶有豸乎!

凌师晓五有清吴郡之名医也,学问渊博,精验宏富,家藏医书,奚啻万卷,胥熟读精思,舍短取长。故为人治病,辄多奇效。惜冗于诊务,乏暇著述,所作仅数种耳,《医学薪传》、《饲鹤亭集方》已由哲嗣合早流传,尚有《方外奇方》、《凌临灵方》、《本草害利》等书未付剞劂。今岁裘公有《三三医书》之创刊,圭思中医外科之见拙于人,良由外科佳籍鲜于流通所致,爰将凌师《方外奇方》一书商诸裘公,编入印行,并缀数语以告世医。至本书所列各方实凌氏一生经验之所,萃用者自知其妙,无待不佞之喋喋也。

民国十三祀四月沈仲圭谨序

弁 言

湖此稾之蓝本，由一云游戒德僧雅慕我湖城南道场山碧浪湖，天然山青水绿，钟灵毓秀，文笔峰高，生成一幅好图画，爰驻锡于皈云禅院。此僧深知医理，外科尤精。出其技，以济世活人，远近闻名，求治者众，日无暇晷，道场浜以费姓为大族，即明末刺虎费宫娥之母旅也。子若弟从僧为师，襄事之僧，因佛家以慈悲为本，方便为门，经年不辞劳苦，遂致一病圆寂，弥留时将渠经验，秘藏修炼，昇、降、膏、丹方药，抄本书，传授费氏子弟，继续施送，故名其书曰《方外奇方》。缘我师晓五胞伯，昔从下昂村吴古年太夫子门下时，与五湖散人大钱口外科名医，费大鳌先生同学，彼此友爱莫逆，得获此稿，照方修施，合治颇有效验。什袭珍藏，旋以避难新市之东新开河时，苏州伪忠王李湖州，伪慕王杨闻名，延治枪林弹雨中，尝以活鸡皮及桑根白皮，缝补刀伤脰颈，用麻醉药剖挖中枪

弁言

湖此稾之藍本白一雲游戒德僧雅慕我湖城南道場山碧浪湖天然山青水綠鍾靈毓秀文筆峯高生成一幅好圖畫爰駐錫於皈雲禪院此僧深知醫理外科尤精出其技以濟世活人遠近聞名求治者衆日無暇晷道場浜以費姓爲大族卽明末剌虎費宮娥之母旅也于若弟從僧爲師襄事之僧因佛家以慈悲爲本方便爲門經年不辭勞苦遂致一病圓寂彌留時將渠經驗秘藏修煉昇降膏丹方藥抄本書傳授費氏子弟繼續施送故名其書曰方外奇方緣我師曉五胞伯昔從下昂村吳古年太夫子門下時與五湖散人大錢口外科名醫費大鰲先生同學彼此友愛莫逆得獲此稿照方修施合治頗有效驗什襲珍藏旋以避難新市之東新開河時蘇州僞忠王李湖州僞慕王楊聞名延治槍林彈雨中嘗以活鷄皮及桑根白皮縫補刀傷脰頸用麻醉藥剖挖中鎗

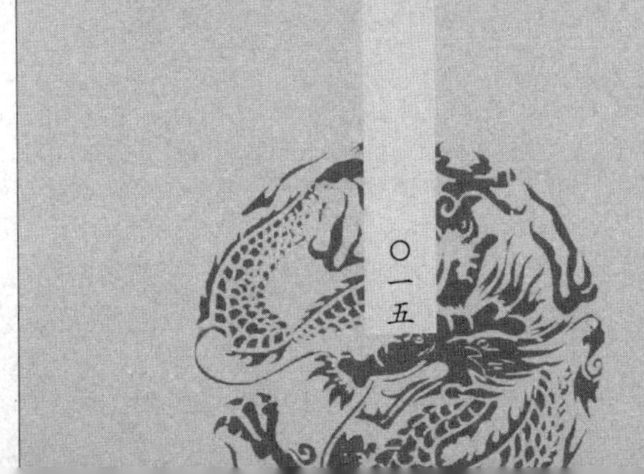

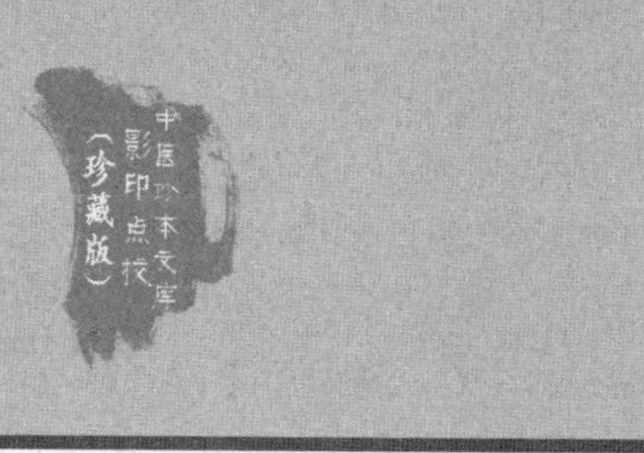

子彈皆得此書膏丹之力爲多詠成童舞勺時侍診於傍親眼目覩也湖郡克復歸返里門日夕應診勤勞我師致遘環跳癰附骨疽盧醫不自醫呻吟牀褥痛苦異常乃央妻弟李蓉青表母舅宗蓮延請伊外舅菱湖鎮外科名醫費杏林先生至郡醫治伊知凌氏有費氏抄本方外奇方諸藥齊備故不携藥箱而來惟帶有止痛仙丹兩小粒質黑外粘金箔爲衣囑即囫圇嚥下不可嚼碎吞下一時許抽痛頓除家人喜出望外何其技矣神乎學生等環求請益再三方知此仙丹即雅片烟泡云悉此間勿有我故帶来此物本西醫治痛症之要藥非我之神技耳一笑置之當將凌氏抄本方外奇方寓目一過爲糾正之損益之先有曉五公門下士我湖長超山奚家坎外科世醫朱寶綸先生長子朱皆春師兄授業時曾將此稿方外奇方與朱氏習用外科方藥膏丹悉心研究去蕪存菁增益除害一派正宗是以醫林知之者尤覺寶貴也詠自離師門後曾

子弹，皆得此书膏丹之力，为多咏成童舞勺时，侍诊于傍，亲眼目睹也。湖郡克复，归返里门，日夕应诊勤劳。我师致遘环跳痈附骨疽，卢医不自医，呻吟床褥，痛苦异常，乃央妻弟李蓉青表母舅宗莲，延请伊外舅。菱湖镇外科名医费杏林先生，至郡医治伊。知凌氏有费氏抄本《方外奇方》，诸药齐备，故不携药箱而来，惟带有止痛仙丹两小粒，质黑外粘金箔为衣，嘱即囫囵咽下，不可嚼碎吞下，一时许抽痛顿除，家人喜出望外，何其技矣，神乎。学生等环求请益再三，方知此仙丹即雅（鸦）片烟泡，云：悉此间勿有我，故带来此物，本西医治痛症之要药，非我之神技耳，一笑置之。当将凌氏抄本《方外奇方》寓目一过，为纠正之损益之。先有晓五公门下士，我湖长超山奚家坎外科世医朱宝纶先生长子朱皆春师兄，授业时曾将此稿《方外奇方》，与朱氏习用外科方药膏丹，悉心研究，去芜存菁，增益除害，一派正宗，是以医林知之者尤觉宝贵也。咏自离师门后，曾经利薮名场五十年中，不弹此调者久矣。记有师承心得，习外科医学者，应宜留心焉。盖开刀如劈柴，须看缕理，宜直缕开刀，挤出脓血即合。若不辨明，误开横缕，截断缕丝，一时翻口难合，收功不易。至于男子龟头，妇女乳房，头面手指间生疮毒，勿得率尔奏刀，重待自溃，取脓敛口，幸勿妄用。昇降药品戒之，慎之。又凡摊膏手技，夏天摊膏宜薄，谓如铜锣边，菊花心者，有圈边胶粘易贴。冬天宜厚，好贴不致有犯破伤风病，亦应留意者焉。此书拔毒门中，有名十面埋伏散者，其中所用全蝎，宜将滚开水泡捏多次，尝之味淡勿咸，方能用有效力。又有蝉蜕，微焙研极细末，不嫌其劳，方中麝香，切勿可嫌价贵减用，不生效力。有此二项经验，勿得勿表而出之，以竟全功也。此稿兹由同门四明王香岩师兄之执经弟子沈君仲圭抄录，邮致古越裘君吉生社中，今于《三三医书》一集中排印行世，公诸同好，不自秘藏，勿致湮没不彰，亦保存国粹之一端，先得我心。

經利藪名場五十年中不彈此調者久矣記有師承心得習外科醫學者應宜留心焉蓋開刀如劈柴須看縷理宜直縷開刀擠出膿血即合若不辨明誤開橫縷截斷縷絲一時翻口難合收功不易至於男子龜頭婦女乳房頭面手指間生瘡毒勿得率爾奏刀重待自潰取膿斂口幸勿妄用昇降藥品戒之慎之又凡攤膏手技夏天攤膏宜薄謂如銅鑼邊菊花心者有圈邊膠粘易貼冬天宜厚好貼不致有犯破傷風病亦應留意者焉此書拔毒門中有名十面埋伏散者其中所用全蠍宜將滾開水泡揑多次嘗之味淡勿鹹方能用有效力又有蟬蛻微焙研極細末不嫌其勞方中麝香切勿可嫌價貴減用不生效力有此二項經驗勿得勿表而出之以竟全功也此稿茲由同門四明王香巖師兄之執經弟子沈君仲圭抄錄郵致古越裘君吉生社中今於三三醫書一集中排印行世公諸同好不自秘藏勿致湮沒不彰亦保存國粹之一端先得我心

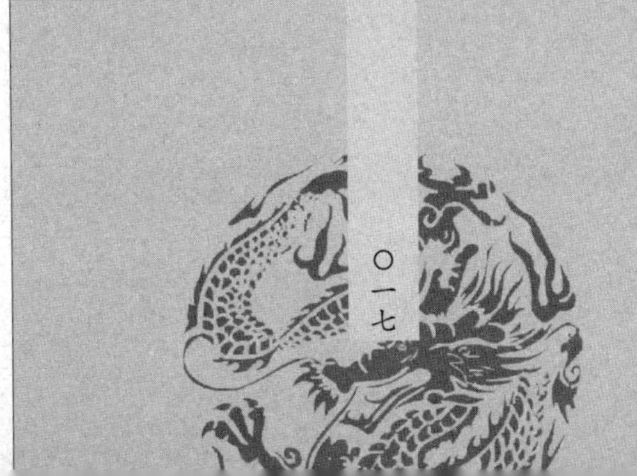

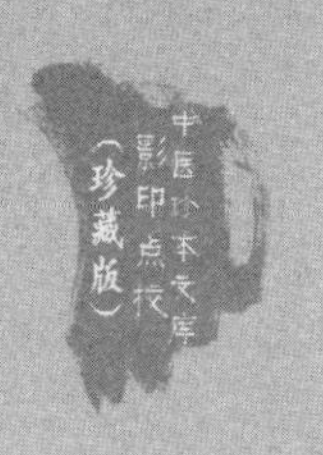

同一闡揚先哲遺書庶幾知其內容之原旨緣起屢經專科名醫研究而成此本得之者自能心領神會不難明瞭若將徐洄溪批陳實功外科正宗竇漢卿瘡瘍經驗全書及近刊華亭高文晉外科圖說併斯方外奇方簡練揣摩循途而進不啻習外科醫學之導師也己酉誕生兩次重逢甲子年歲朝春吳興永言醫窗凌詠識於上海寓居尚素軒內

同一阐扬先哲遗书，庶几知其内容之原旨，缘起屡经专科名医研究，而成此本得之者，自能心领神会，不难明了。若将徐洄溪批陈实功外科正宗，宝汉卿《疮疡经验全书》及近刊华亭高文晋《外科图说》，并斯《方外奇方》简练，揣摩循途而进。不啻习外科医学之导师也，己酉诞生两次重逢，甲子年岁，朝春吴兴永言，医窗凌咏识于上海寓居尚素轩内

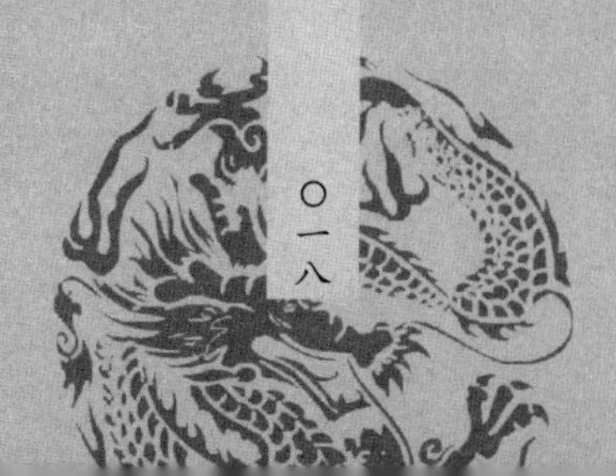

外科方外奇方卷一

清浙湖凌晓五先生遗著
后学 杭州沈仲圭录存
绍兴裘吉生校刊

升降部

大红升 辰州大劈砂五钱 雄黄五钱 水银一两 火硝四两 白矾一两 皂矾六钱

先将二矾火硝研碎，入大铜杓内，加火酒一杯，炖化一干即起，研细，另将汞、硃、雄研细，至不见星为度。再入硝矾末，研匀，先将阳城罐用纸筋泥搪指厚阴干，常轻轻扑之，不使生裂纹。搪泥罐子泥亦可用，如有裂纹，以罐子泥补之。极干再晒，无裂纹方入前药。在内罐口以铁油盏盖定，加铁梁盏，上下用铁鑻铁丝扎紧，用绵纸撚条护蜜，周围塞罐口缝间，外用熟石羔（膏）[①]细末醋调封固，盏上加炭火二块，使盏热罐口封固，易干也。用大钉三根，钉放地下，将罐下放钉上，罐底下置壑大炭火一块，外砌百眼炉，升

① 编者加，下同。

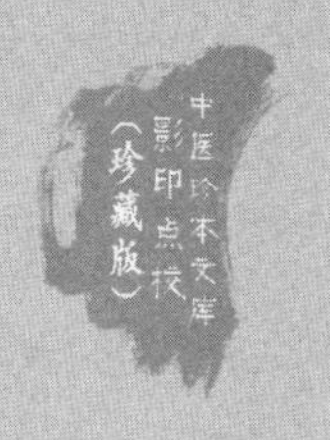

外科方外奇方卷一

清浙湖凌曉五先生遺著
後學 杭州沈仲圭錄存
紹興裘吉生校刊

升降部

大紅昇 辰州大劈砂五錢 雄黃五錢 水銀一兩 火硝四兩 白礬一兩 皂礬六錢 先將二礬火硝研碎入大銅杓內加火酒一杯炖化一乾卽起研細另將汞硃雄研細至不見星爲度再入硝礬末研勻先將陽城罐用紙筋泥搪指厚陰乾常輕輕撲之不使生裂紋搪泥罐子泥亦可用如有裂紋以罐子泥補之極乾再晒無裂紋方入前藥在內罐口以鐵油盞蓋定加鐵梁盞上下用鐵鑻鐵絲扎緊用綿紙撚條護蜜周圍塞罐口縫間外用熟石羔細末醋調封固盞上加炭火二塊使盞熱罐口封固易乾也用大釘三根釘放地下將罐下放釘上罐底下置壑大炭火一塊外砌百眼爐升

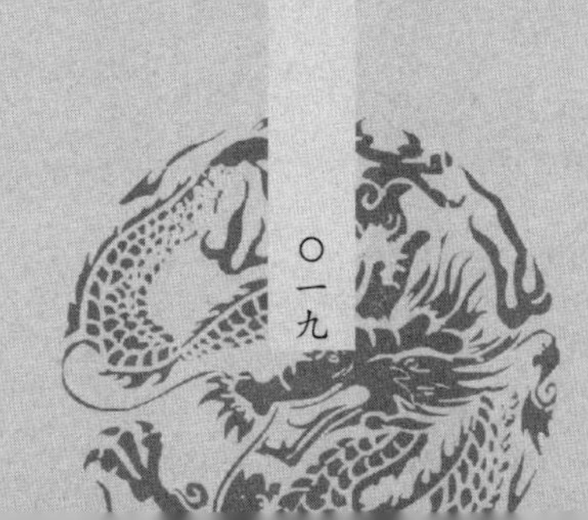

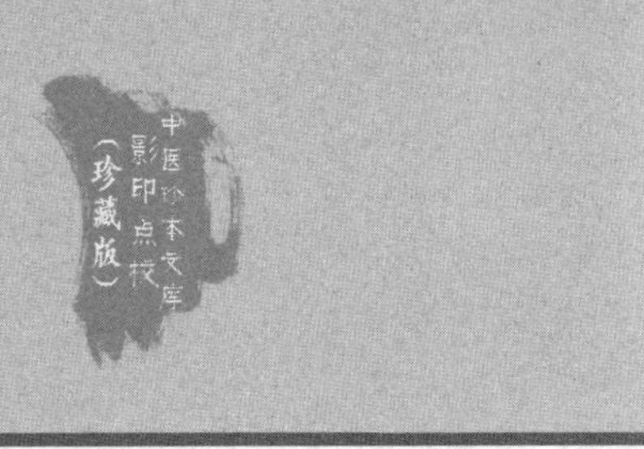

三炷香第一炷香惟用底火如火大則汞先飛上二炷香用大半罐火以筆蘸水擦盡三炷香火平罐口用扇搧之頻用水擦盡弗令乾乾則汞先飛上三炷香完去火冷定開看方氣足盞上約六七錢刮下研細磁罐盛用再預以鹽滷汁調罐子稀泥用筆蘸泥水埽罐口周圍勿令泄氣蓋恐有綠烟起汞走也綠烟一走卽無用矣此丹治一切瘡瘍潰後拔毒去腐生肌長肉瘡口堅硬肉黯紫黑用丹少許鷄翎埽上立刻紅活瘍醫若無紅白二丹决難立刻取効

大白昇　水銀　枯皂礬　焰硝　食鹽各一兩　共研至水銀不見星爲度入陽城罐內口上一鐵油盞蓋之鐵絲扎緊鐵盞四圍用白綿絲條箍緊外用鹽五兩光粉和泥搗勻擦罐入百眼爐內初用文火一炷香盞上常以微水潤之至三炷香用武火完爲度俟冷定打開取昇在盞上色白者刮下研

三炷香。第一炷香，惟用底火，如火大，则汞先飞上。二炷香，用大半罐火，以笔蘸水擦尽。三炷香，火平，罐口用扇搧之，频用水擦尽，弗令干，干则汞先飞上。三炷香完，去火冷定开看，方气足，盏上约六七钱刮下，研细，磁罐盛用，再预以盐卤汁，调罐子稀泥，用笔蘸泥水埽罐口周围，勿令泄气。盖恐有绿烟起，汞走也，绿烟一走，即无用矣。此丹治一切疮疡溃后，拔毒去腐，生肌长肉，疮口坚硬，肉黯紫黑，用丹少许，鸡翎埽上，立刻红活，疡医若无红白二丹，决难立刻收效。

大白升　水银　枯皂矾　焰硝　食盐各一两　共研至水银不见星为度。入阳城罐内，口上一铁油盏盖之，铁丝扎紧，铁盏四围用白绵丝条箍紧，外用盐五两，光粉和泥捣匀，擦罐，入百眼炉内。初用文火一炷香，盏上常以微水润之，至三炷香，用武火完为度。俟冷定，打开，取升在盏上，色白者刮下，研

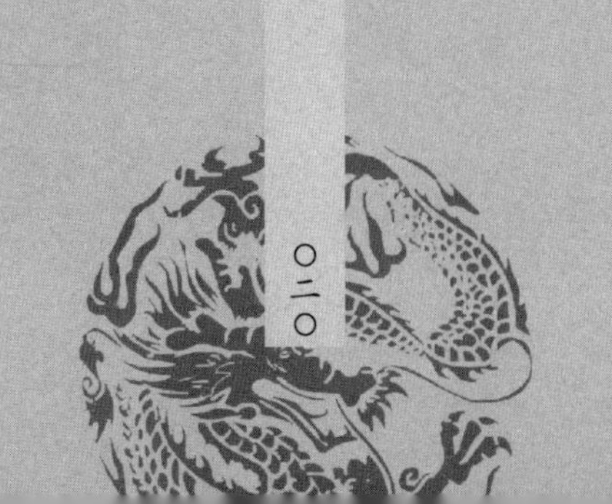

细。盛用此丹，可服可敷，如疮口有黄水用此，无水用红粉霜。

一方加硼砂、黄丹、硃砂、胆矾、雄黄。

附封罐口神胶方　破砂罐末　草鞋灰　黄泥　倾银药末　烧盐粽子各一两

共研细末，用盐卤调和胶丹，入乳钵擂细，用抿子桃（挑）封罐口。

小红升　真水银二两　净明矾二两　提净火硝二两　右三味捣和研匀，安铁耳锅内，盖以高深宫碗，居中平稳，用煆石羔（膏）研细，揪满碗埕，用围平，锅口封好，放于风炉上，以先文后武之火炼三炷香为度，过夜待冷，以刀刮去封口石羔（膏），轻轻拼抹碗埕，将碗揭起，用小刀刮下升丹，或绿，或黄，或红，各自贮开磁瓶，盛之听用，颜色虽殊，功效则一。陈一年者，出尽火气，愈陈愈佳，此膏治一切疮疡，疔肿疖各毒。初起出脓时，用此糁疮口，自能呼脓拔毒，外用膏药盖之。如脓腐去净者，另用生肌长肉粉霜，如男子肾囊，女子乳头，及眼珠

細盛用此丹可服可敷如瘡口有黃水用此無水用紅粉霜
一方加硼砂黃丹硃砂胆礬雄黃
附封罐口神膠方　破砂罐末　草鞋灰　黃泥　傾銀藥末　燒鹽粽子各一兩　共研細末用鹽滷調和膠丹入乳鉢擂細用抿子桃封罐口
小紅昇　真水銀二兩　淨明礬二兩　提淨火硝二兩右三味搗和研勻安鐵耳鍋內蓋以高深宮碗居中平穩用煆石羔研細揪滿碗埕用圍平鍋口封好放於風爐上以先文後武之火煉三炷香爲度過夜待冷以刀刮去封口石羔輕輕拼抹碗埕將碗揭起用小刀刮下昇丹或綠或黃或紅各自貯開磁瓶盛之聽用顏色雖殊功效則一陳一年者出盡火氣愈陳愈佳此藥治一切瘡瘍疔腫癤各毒初起出膿時用此糝瘡口自能呼膿拔毒外用膏藥蓋之如膿腐去淨者另用生肌長肉粉霜如男子腎囊女子乳頭及眼珠

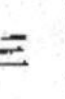

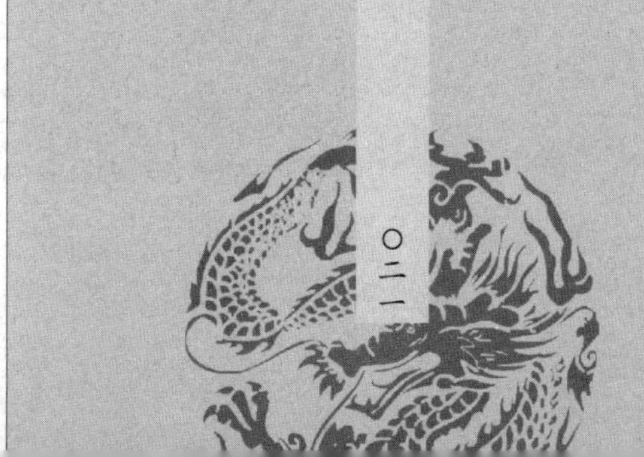

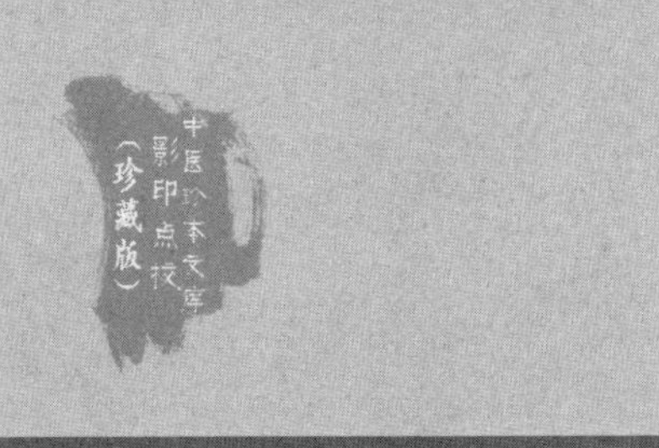

上下兩角或生瘡毒切勿用此丹恐受水銀之氣受患莫測愼之

六仙昇丹　水銀三兩　火硝三兩　明礬五兩　東丹四兩　輕粉六錢　皂礬一兩五錢　如紅昇法

白降丹(卽夏冰對配丹)　水銀　淨火硝　白礬　皂礬　炒白鹽各九錢

右五味共研至不見水銀星爲度盛於新大傾銀罐內以微火鎔化火急則水銀上升走爐須用烰炭爲妙熬至罐上無白烟起再以竹木枝撥之無藥屑撥起爲度則藥吸於罐底謂之結胎胎成用大木盆一個盛水水內置淨鐵火盆一個以水盆內水及鐵盆之半腰爲度然後將前結就之胎連罐覆於鐵盆內之居中以鹽滷和黃土封固罐口勿令出氣出氣卽走爐再用淨灰鋪於鐵盆內灰及罐腰將灰按平不可搖動藥罐恐傷封口卽要走爐鋪灰畢取燒紅栗炭攢圍罐底用扇微扇煉一炷香謂之文火再略重扇煉一

上下两角，或生疮毒，切勿用此丹，恐受水银之气，受患莫测，慎之！

六仙升丹　水银三两　火硝三两　明矾五两　东丹四两　轻粉六钱　皂矾一两五钱

如红升法。

白降丹（即夏冰对配丹）　水银　净火硝　白矾　皂矾　炒白盐各九钱

右五味，共研至不见水银星为度，盛于新大倾银罐内，以微火熔化，火急则水银上升走炉，须用烰炭为妙。熬至罐上无白烟起，再以竹木枝拨之，无药屑拨起为度，则药吸于罐底，谓之结胎。胎成用大木盆一个盛水，水内置净铁火盆一个，以水盆内水及铁盆之半腰为度。然后将前结就之胎，连罐覆于铁盆内之居中，以盐卤和黄土封固罐口，勿令出气，出气即走炉。再用净灰铺于铁盆内，灰及罐腰，将灰按平，不可摇动药罐，恐伤封口，即要走炉。铺灰毕，取烧红栗炭攒围罐底，用扇微扇，炼一炷香，谓之文火。再略重扇，炼一

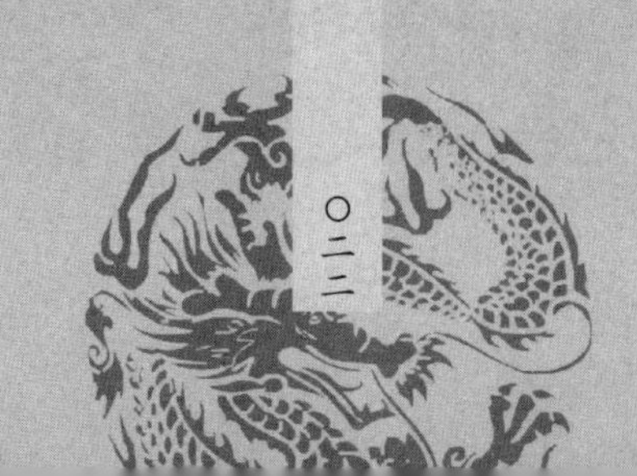

炷香，谓之武火。炭随少随添，勿令间断而见罐底。再炼一炷香，即退火。待次日盆炭冷定，用帚埽去盆灰，并将封口上去净开罐，铁盆内所有白霜即谓之丹。将磁瓶收贮待用，愈陈愈佳。其罐内原胎研，掺癣疮，神效。若恐胎结不老，罐覆盆内，一遇火炼，胎落铁盆，便无丹，降亦为走炉法。一用铁丝法扎作三脚小架，顶炉内撑住丹胎最为稳妥。此丹如遇痈疽发背毒，一切恶毒，用一厘许，以津唾调点毒顶上，以膏药盖之。次日毒根尽拔于毒顶上顶上，结成黑肉一块，三四日即脱落。再用升药敷此，即收功。此丹用蒸粉糕，以水少润，共和极匀，为细条晒干，收竹筒内，各为锭子。凡毒成管，即约量管之深浅，插入锭子上，盖膏药。次日挤脓，如此一二次，其管即化为脓，管尽再上升药数次，即收功。此丹比升丹功速十倍，但性最烈，点毒甚痛，法用生半夏对掺，再加冰片少许。一方加辰砂二钱　雄黄二钱　硼砂五钱　水银用一两

炷香謂之武火炭隨少隨添勿令間斷而見罐底再煉一炷香即退火待次日盆炭冷定用帚埽去盆灰并將封口上去淨開罐鐵盆內所有白霜即謂之丹將磁缾收貯待用愈陳愈佳其罐內原胎研摻癬瘡神效若恐胎結不老罐覆盆內一遇火煉胎落鐵盆便無丹降亦爲走爐法一用鐵絲法扎作三脚小架頂爐內撑住丹胎最爲穩妥此丹如遇癰疽發背毒一切惡毒用一厘許以津唾調點毒頂上以膏藥蓋之次日毒根盡拔於毒頂上頂上結成黑肉一塊三四日即脫落再用昇藥敷此即收功此丹用蒸粉糕以水少潤共和極勻爲細條晒乾收竹筒內各爲錠子凡毒成管即約量管之深淺插入錠子上蓋膏藥次日擠膿如此一二次其管即化爲膿管盡再上昇藥數次即收功此丹比昇丹功速十倍但性最烈點毒甚痛法用生半夏對摻再加冰片少許一方加辰砂二錢　雄黃二錢　硼砂五錢　水銀用一兩

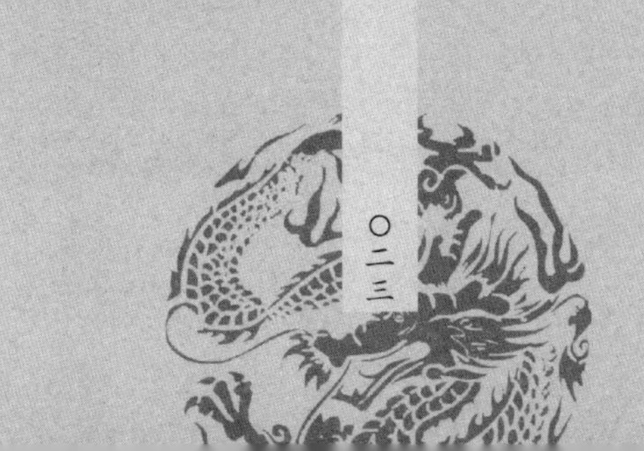

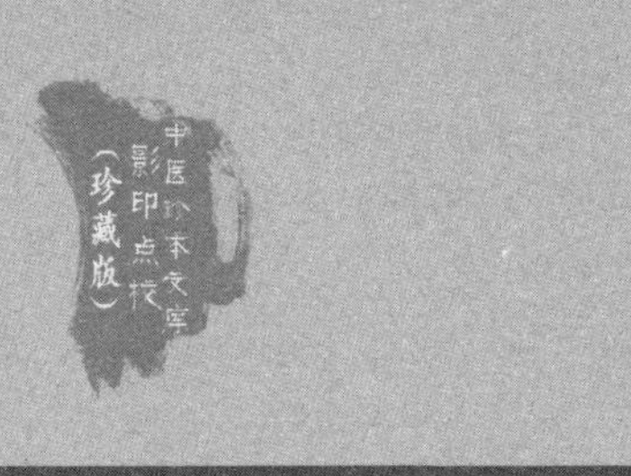

餘四味各用一兩五錢

大白降 水銀一兩 靑鹽二兩 皂礬二兩 火硝二兩五錢 滷砂三錢 雄黃三錢 辰砂三錢 白砒五分 明礬二兩 右藥共研勻放陽城罐內微火煨乾後如前法降三炷香候冷取藥不可被生人鷄犬沖破此丹凡腫毒未成名件者用醋調點患處頭上看毒大小如桐子大泡起毒卽消若已成不肯穿者亦用此丸將膏藥貼頭上半日卽穿

小白降 水銀 火硝 生礬各五分 食鹽二分 右共研末入傾銀罐內放炭火上文火煎滾滾至邊上起焦黃色候至滿面俱焦黃米色爲度將罐離火候冷再用圓正擂盆一個裏面須揀光細者將銀罐連藥輕輕倒合在擂盆內罐口與擂盆縫間須用綿紙條墨水潤濕加鹽泥封固然後將擂盆坐於大水盆中罐底先加文火用扇扇之先文後武煅至五寸線香爲度退

余四味各用一两五钱。

大白降 水银一两 青盐二两 皂矾二两 火硝二两五钱 卤砂三钱 雄黄三钱 辰砂三钱 白砒五分 明矾二两

右药共研匀，放阳城罐内，微火煨干后，如前法降三炷香，候冷取药，不可被生人鸡犬冲破此丹。凡肿毒未成名件者，用醋调点患处头上，看毒大小，如桐子大泡起，毒即消。若已成不肯穿者，亦用此丸。将膏药贴头上，半日即穿。

小白降 水银 火硝 生矾各五分 食盐二分 右共研末，入倾银罐内，放炭火上，文火煎滚，滚至边上起焦黄色，候至满面俱焦黄米色为度。将罐离火候冷，再用圆正擂盆一个，里面须拣光细者，将银罐连药轻轻倒合在擂盆内，罐口与擂盆缝间，须用绵纸条墨水润湿，加盐泥封固。然后将擂盆坐于大水盆中。罐底先加文火，用扇扇之，先文后武，煅至五寸线香为度。退

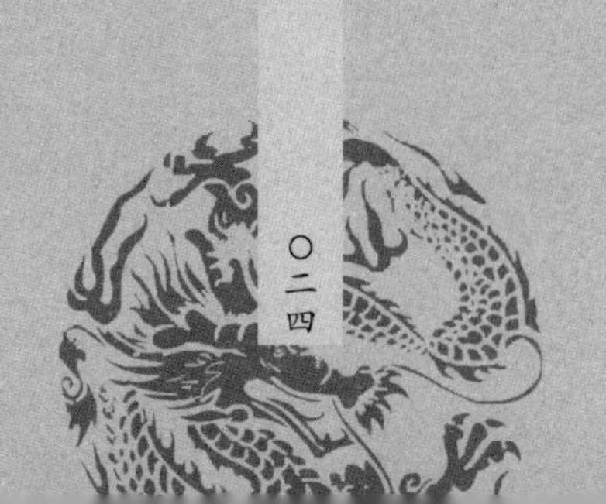

去炭火，候冷先埽去罐口外盐泥，然后开罐取降于擂盆底内之药。药色以洁白如霜者为上，若青黄黑色不可用，或以银簪脚，与磨亮刀头，略沾微唾，蘸药在上，即刻起绣者为佳。用时用新棉花蘸药，敲些许于膏药上，比升药更要少些，贴后两杯热茶时，即发痛，半日即止。毒重者，每日一换膏，毒轻者，贴两三日亦不妨。若贴大肿毒上，膏先放些麝香、阿魏，然后上此药少许贴之。若要做咬头膏药代针丸，将面糊以竹片拌和，做成细条，切作芝麻粒大小，放膏心中，对肿头贴之。此药不可沾在指头上，沾则要疼痛发泡退皮。此药陈久者，少痛性和缓，却要多用些。如第一次降完药色不白，可将罐内之药刮净。此药无所用处，只将降于擂盆底内之药刮出，另将水银、火硝、生矾各五分，食盐二分，并将擂盆内降不透之药，与四味一并研和，从新再入银罐，照依前法降之。此药若一次降不如法，不妨两次、三次连降，即降至

去炭火候冷先埽去罐口外鹽泥然後開罐取降於擂盆底內之藥藥色以潔白如霜者爲上若青黃黑色不可用或以銀簪脚與磨亮刀頭略沾微唾蘸藥在上卽刻起繡者爲佳用時用新棉花蘸藥敲些許於膏藥上比昇藥更要少些貼後兩杯熱茶時卽發痛半日卽止毒重者每日一換膏毒輕者貼兩三日亦不妨若貼大腫毒上膏先放些麝香阿魏然後上此藥少許貼之若要做咬頭膏藥代針丸將麪糊以竹片拌和做成細條切作芝蔴粒大小放膏心中對腫頭貼之此藥不可沾在指頭上沾則要疼痛發泡退皮此藥陳久者少痛性和緩却要多用些如第一次降完藥色不白可將罐內之藥刮淨此藥無所用處只將降於擂盆底內之藥刮出另將水銀火硝生礬各五分　食鹽二分　并將擂盆內降不透之藥與四味一併研和從新再入銀罐照依前法降之此藥若一次降不如法不妨兩次三次連降卽降至

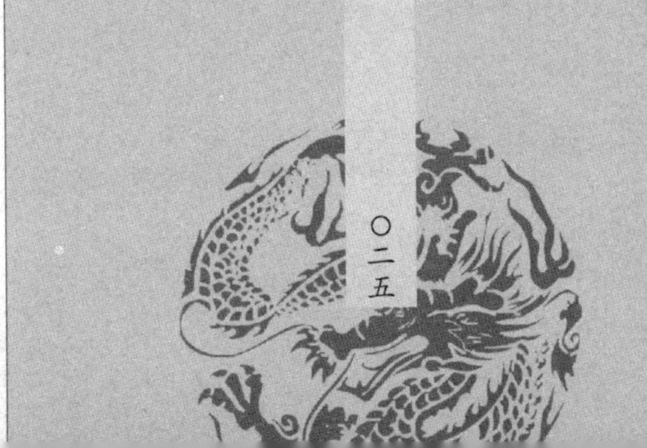

十數次方能降好計算已有水銀五錢在內矣每次只將銀罐刷淨或另換新罐每次只要用水銀火硝生礬各五分食鹽二分　直降到好方止初起煎時須要火候得法若火候不及則罐中結胎尚嫩水銀尚活倒合轉來非連胎墜入擂盆底內卽活水銀先流入擂盆底中若火候太過結胎太老非水銀先已飛去卽有降不下之病總以結胎不嫩不老爲度用焞炭火最得法凡瘡毒已穿破用水煉降藥法新煉出白降丹研細用元色緞五寸將降藥篩勻緞上捲緊以蔴線捆紥極緊放瓦銚內清水煮約一伏時內換水三次將緞先取起掛風處陰乾然後打開以鷄翎埽下收貯磁缾用之並不痛楚

一降　水銀六錢　硃砂二錢　雄黃二錢　硼砂二錢　甘草水煮硝一兩　菉豆煮白砒一錢　青鹽三錢　製明礬一兩　食鹽一兩　共研末用陽

十数次，方能降好，计算已有水银五钱在内矣。每次只将银罐刷净，或另换新罐，每次只要用水银、火硝、生矾各五分，食盐二分，直降到好方止。初起煎时，须要火候得法。若火候不及，则罐中结胎尚嫩，水银尚活，倒合转来，非连胎坠入擂盆底内，即活水银先流入擂盆底中。若火候太过，结胎太老，非水银先已飞去。即有降不下之病，总以结胎不嫩不老为度，用焞炭火最得法。凡疮毒已穿破，用水炼降药法，新炼出白降丹，研细，用元色緞五寸，将降药筛匀，緞上卷紧，以麻线捆扎极紧，放瓦铫内。清水煮约一伏时，内换水三次，将緞先取，起挂风处阴干。然后打开，以鸡翎埽下收贮磁瓶用之，并不痛楚。

一降　水银六钱　硃砂二钱　雄黄二钱　硼砂二钱　甘草水煮硝一两　绿豆煮白砒一钱　青盐三钱　制明矾一两　食盐一两　共研末，用阳城罐装药在内，用火镕化结硬，再将新茶杯合在罐口上，四围泥固。用铜杓一个，边上画后天八卦图，内放水六七分，将茶杯放在水内。阳城罐底朝上，四面以瓦合好，上放梗炭，文武火炼三炷香为度。去火候冷，开看茶杯内药有七八钱重，刮下研末，同二降再炼。

二降　水银一钱　硃砂一钱　雄黄一钱五分　硼砂二钱五分　火硝一两二钱　明矾二两　皂矾二两　食盐一两二钱　同前炼过药，共和为末，同前炼法，炼完再同后炼。

三降　硼砂二钱　青黛四钱　白砒一钱五分　水银六钱　明矾六钱

同前炼过丹药共研极细，同前丹炼，三降灵丹俱已炼成，其色雪白，勿见铁器，研细加冰片五厘，蟾酥五厘，共研极细，磁罐收贮，勿令出气。凡遇痔漏痞块，将成药线插在毒内，治一切肿毒及发背、痈疽痞块，痔漏等毒，以去

城罐裝藥在內用火鎔化結硬再將新茶杯合在罐口上四圍泥固用銅杓一個邊上畫後天八卦圖內放水六七分將茶杯放在水內陽城罐底朝上四面以瓦合好上放梗炭文武火煉三炷香為度去火候冷開看茶杯內藥有七八錢重刮下研末同二降再煉

二降　水銀一錢　硃砂一錢　雄黃一錢五分　硼砂二錢五分　火硝一兩二錢　明礬二兩　皂礬二兩　食鹽一兩二錢　同前煉過藥共和為末同前煉法煉完再同後煉

三降　硼砂二錢　青黛四錢　白砒一錢五分　水銀六錢　明礬六錢

同前煉過丹藥共研極細同前丹煉三降靈丹俱已煉成其色雪白勿見鐵器研細加冰片五厘　蟾酥五厘　共研極細磁罐收貯勿令出氣凡遇痔漏痞塊將成藥線插在毒內治一切腫毒及發背癰疽痞塊痔漏等毒以去

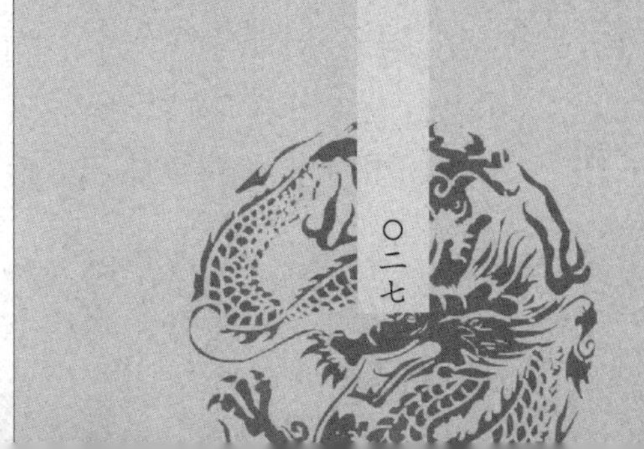

腐生新立刻見效

五色靈藥　食鹽五錢　黑鉛六錢　枯皂礬　枯白礬　水銀　火硝各二兩　先將鹽鉛二味鎔化入水銀結成砂子再入二礬火硝同炒乾研細入鉛汞再研以不見星爲度入罐内鹽泥固濟封口打三炷香不可太過又及一宿取出視之其白如雪約有二兩爲火候得中之靈藥如要色紫者加硫黄五錢　要黄者加明雄黄五錢　要紅者用黑鉛九錢　水銀一兩　枯白礬二兩　火硝三兩　辰砂四錢　明雄黄三錢　升煉火候俱如前法凡升打靈藥硝要炒燥礬要煅枯一方用燒酒煮乾炒燥方研入罐一法凡打出靈藥倍加石羔和匀復入新罐内打一炷香用之不痛此五色靈藥治癰疽諸瘡已潰餘腐不盡新肉不生撒之最妙

升打靈藥固罐法　用陽城罐將罐煽熱搗大蒜於罐外徧擦之再煽再擦如

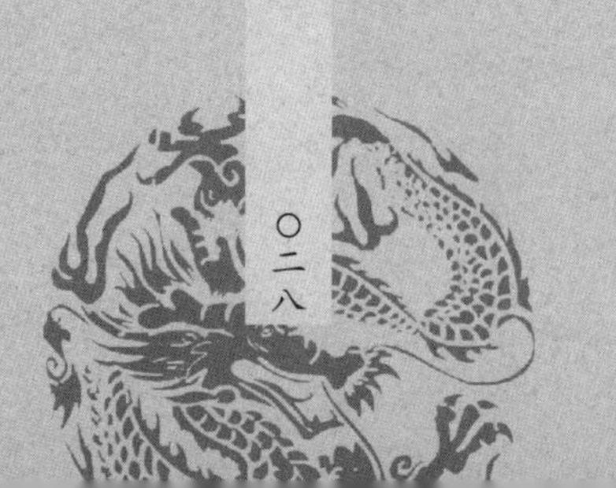

腐生新，立刻见效。

五色灵药　食盐五钱　黑铅六钱　枯皂矾　枯白矾　水银　火硝各二两　先将盐、铅二味镕化，入水银结成砂子，再入二矾火硝，同炒干研细，入铅、汞再研，以不见星为度。入罐内，盐泥固济封口，打三炷香，不可太过。又及一宿取出，视之其白如雪，约有二两，为火候得中之灵药。如要色紫者，加硫黄五钱，要黄者加明雄黄五钱，要红者用黑铅九钱，水银一两，枯白矾二两，火硝三两，辰砂四钱，明雄黄三钱。升炼火候俱如前法。凡升打灵药，硝要炒燥，矾要煅枯。一方用烧酒煮干炒燥方，研入罐一法。凡打出灵药，倍加石羔（膏）和匀，复入新罐内，打一炷香，用之不痛，此五色灵药治痈疽诸疮。已溃余腐不尽，新肉不生，撒之最妙。

升打灵药固罐法　用阳城罐将罐煽热，捣大蒜于罐外遍擦之，再煽再擦，如是三四次，再以姜醋入罐内，烫之煮之，以干为度。次用黄土二分，煤炭二分，以马毛与盐水合之固罐一指厚，阴干，裂缝再固。必要完固听用。

升打灵药封口法　入药毕，盖铁盏，用铁丝鏴毕，用石羔（膏）、无名异等分，食盐减半，俱煅过为极细末，醋调成膏。次加炭火二三块于盏内，外热以笔蘸药，周围搽之，随干随搽，以口平为率。一用石羔（膏）、生白矾、食盐等分为末，水调搽之如前。

金蟾化管丸　水银三钱　明雄黄一两　以二斤火酒，渐煮添，酒尽为度。共乳细用纸包好，取大虾蟆，将药包入于肚内，去肠只留肝肺，以线缝好。再用银硝一两，白矾一两，研匀入阳城罐内，加水半茶钟，放火上熬令枯干。罐底取放地上，再纳虾蟆于内，铁盏盖好，将盐泥固济。升文火二炷香，中火一炷香，武火一炷香，冷定开看。盏上灵药刮下，研细，用蟾酥乳化为丸，如芥

是三四次再以薑醋入罐內燙之煮之以乾爲度次用黃土二分　煤炭二分　以馬毛與鹽水合之固罐一指厚陰乾裂縫再固必要完固聽用

升打靈藥封口法　入藥畢蓋鐵盞用鐵絲鏴畢用石羔無名異等分食鹽減半俱煅過爲極細末醋調成膏次加炭火二三塊於盞內外熱以筆蘸藥周圍搽之隨乾隨搽以口平爲率一用石羔生白礬食鹽等分爲末水調搽之如前

金蟾化管丸　水銀三錢　明雄黃一兩　以二斤火酒漸煮添酒盡爲度共乳細用紙包好取大蝦蟆將藥包入於肚內去腸只留肝肺以線縫好再用銀硝一兩　白礬一兩　研勻入陽城罐內加水半茶鍾放火上熬令枯乾罐底取放地上再納蝦蟆於內鐵盞蓋好將鹽泥固濟升文火二炷香中火一炷香武火一炷香冷定開看盞上靈藥刮下研細用蟾酥乳化爲丸如茶

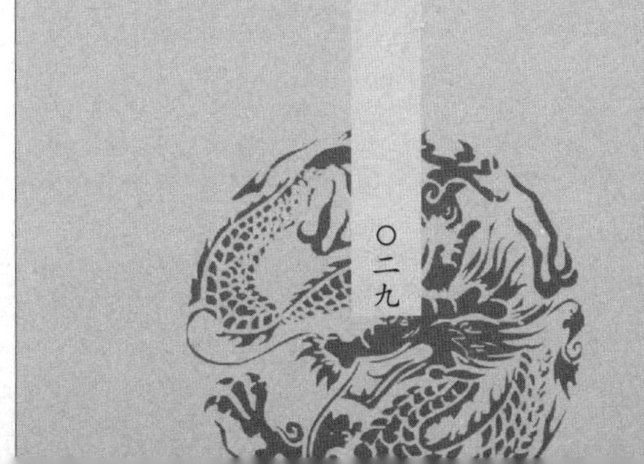

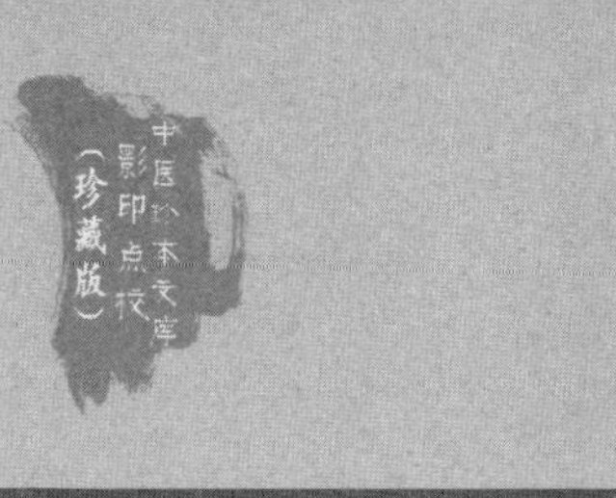

子大陰乾凡一切諸漏有管者雖彎曲之處用一丸放膏藥上封管口自入到底方回嫩管自化老管自退七日見效如未全退再用一丸無不除根

圍藥部

離宮錠　真蟾酥三錢　血竭三錢　膽礬三錢　硃砂三錢　陳金墨一兩　麝香一錢五分　各研為細末和勻火酒化蟾酥糊成錠如筋粗寸長晒乾清茶研敷治一切無名腫毒

坎宮錠　陳金墨三錢　熊膽三錢　胡連三錢　牛黃三錢　冰片一錢　麝香五分　或加木香少許　京墨一兩　胡連二錢　牛黃五分　冰片七分　麝香五分　共研細末用豬膽汁加生薑大黃水浸取汁釅醋水少許和成錠冷水磨搽治陽毒紅腫赤遊丹

蟾酥錠　蟾酥二錢火酒化　金脚蜈蚣一條　膽礬一錢　乳香一錢　雄

子大，阴干。凡一切诸漏有管者，虽弯曲之处，用一丸放膏药上封管口，自入到底，方回嫩管自化，老管自退，七日见效。如未全退，再用一丸，无不除根。

围药部

离宫锭　真蟾酥三钱　血竭三钱　胆矾三钱　硃砂三钱　陈金墨一两　麝香一钱五分　各研细末，和匀，火酒化蟾酥，糊成锭，如筋粗，寸长，晒干，清茶研敷。治一切无名肿毒。

坎宫锭　陈金墨三钱　熊胆三钱　胡连三钱　牛黄三钱　冰片一钱　麝香五分　或加木香少许　京墨一两　胡连二钱　牛黄五分　冰片七分　麝香五分　共研细末，用猪胆汁，加生姜、大黄，水浸取汁，酽醋水少许，和成锭，冷水磨搽，治阳毒红肿，赤游丹。

蟾酥锭　蟾酥一钱，火酒化　金脚蜈蚣一条　胆矾一钱　乳香一钱　雄

黄二钱　麝香一钱　没药一钱　铜青一钱　冰片五分　寒水石二钱　血竭一钱　大蜗牛廿一个　共制末，蜗牛捣作锭，每用米醋磨搽，或用辰砂、金箔为衣，更妙。治阴症疔疮。

紫金锭　当门子三钱，一方五钱四分　川五倍一两，一方六钱　块辰砂四钱，一方六钱　红芽大戟一两五钱，一方六两　千金子霜一两，一方五两　山茨菇二两，一方六两　雄精三钱，一方一两

右药共为细末，糯米饮捣成锭，每重一钱，用冷水磨化，内服外敷，能治阴阳诸症，无不见效，一方加草河车六两。

驱毒散　白芨一两六钱　紫花地丁八钱　乌骨鸡骨一两，煅　硃砂一钱　雄黄末一钱　轻粉一钱　五倍子二钱，炒黄　大黄二钱　牙皂八分

右药共为末，以醋调敷。凡毒生于骨节之间，能使移上移下，无残症之患。

黃二錢　麝香一錢　沒藥一錢　銅青一錢　氷片五分　寒水石二錢　血竭一錢　大蝸牛廿一個　共製末蝸牛搗作錠每用米醋磨搽或用辰砂金箔爲衣更妙治陰症疔瘡

紫金錠　當門子三錢一方五錢四分　川五倍一兩一方六錢　塊辰砂四錢一方六錢　紅芽大戟一兩五錢一方六兩　千金子霜二兩一方五兩　山茨菇二兩一方六兩　雄精三錢一方一兩

右藥共爲細末糯米飲搗成錠每重一錢用冷水磨化內服外敷能治陰陽諸症無不見效一方加草河車六兩

驅毒散　白芨一兩六錢　紫花地丁八錢　烏骨鷄骨一兩煅　硃砂一錢　雄黃末一錢　輕粉一錢　五倍子二錢炒黃　大黃二錢　牙皂八分

右藥共爲末以醋調敷凡毒生於骨節之間能使移上移下無殘症之患

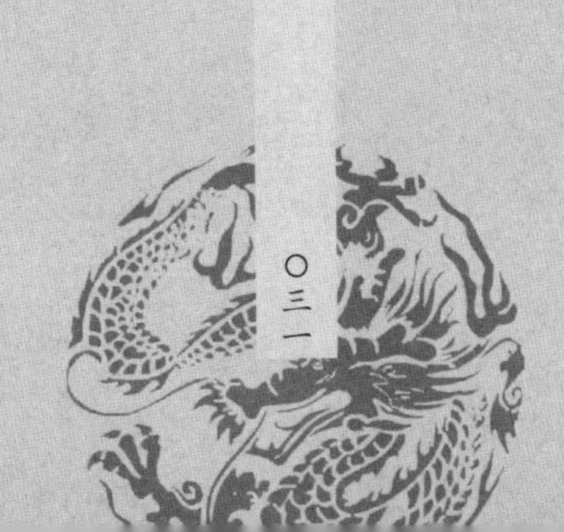

銀箍散 草烏 生南星 乳香 生半夏 五倍子 沒藥 陳菉豆粉
共爲末酒調搽能治陰症

金箍散 赤小豆一兩 番木鼈二兩 白芨五錢 芙蓉葉二兩 白蘞五
錢 生大黃五錢 黃柏五錢 共爲末葱蜜調塗治陽症

又方 鳳仙花子 大黃 五倍子各十兩 人中白一兩五錢如無用皮硝
代 陳小粉十三兩炒黃 爲末醋調

鐵箍散 乾芙蓉葉五錢 薑黃五錢 白芨五錢 五倍子五錢 白蘞五
錢 生大黃一兩 蟹殼五斤 陳小粉一兩炒黃 共爲細末米醋和成
錠臨用醋磨搽治一切毒未潰者

白圍藥 天花粉三兩 生南星四兩 生半夏四兩 一法又白蘞一兩
白芨一兩 白芥子二兩 爲細末用酸醋調塗治一切痰毒最効驗

银箍散 草乌 生南星 乳香 生半夏 五倍子 没药 陈绿豆粉 共为末，酒调搽，能治阴症。

金箍散 赤小豆一两 番木鳖二两 白芨五钱 芙蓉叶二两 白蔹五钱 生大黄五钱 黄柏五钱 共为末，葱蜜调涂，治阳症。

又方 凤仙花子 大黄 五倍子各十两 人中白一两五钱，如无，用皮硝代 陈小粉十三两，炒黄 为末醋调

铁箍散 干芙蓉叶五钱 姜黄五钱 白芨五钱 五倍子五钱 白蔹五钱 生大黄一两 蟹壳五斤 陈小粉一两，炒黄 共为细末，米醋和成锭，临用醋磨搽，治一切毒未溃者。

白围药 天花粉三两 生南星四两 生半夏四两 一法又白蔹一两 白芨子二两 为细末，酸醋调涂，治一切痰毒最效验。

抑阴散　川五倍五钱　肉桂三钱　麝香三分　川郁金一钱五分　生南星一钱五分　共为末，姜葱捣汁调敷，治阳毒。

如意金黄散　天花粉十两　川黄柏五两　姜黄五两　白芷五两　广陈皮二两　甘草二两　苍术二两　南星二两　厚朴二两　石菖蒲二两　川郁金二两　生半夏二两　共为细末，或醋或蜜，或水或葱汁水调敷。治痈疽发背，诸般疔肿跌打损伤，湿痰流注，大头时肿，漆疮火丹，湿热天泡，肌肤赤肿，干湿脚气，妇女乳痈，小儿丹毒。外科一切顽恶肿毒，无不应验。

一笔消　雄黄二两　麝香三两　真藤黄一两　人中白五钱　辰砂二钱　蟾酥一两　白芨二钱　白蔹二钱　共为细末，用广胶三钱　熟化和成锭，治痈疽发背，五疔毒疮，封口搭手，诸般恶疮，及一切无名肿毒初起者，用醋磨搽患处，立消如神。

抑陰散　川五倍五錢　肉桂三錢　麝香三分　川鬱金一錢五分　生南星一錢五分　共爲末薑葱搗汁調敷治陽毒

如意金黃散　天花粉十兩　川黃柏五兩　薑黃五兩　白芷五兩　廣陳皮二兩　甘草二兩　蒼朮二兩　南星二兩　厚朴二兩　石菖蒲二兩　川鬱金二兩　生半夏二兩　共爲細末或醋或蜜或水或葱汁水調敷治癰疽發背諸般疔腫跌打損傷濕痰流注大頭時腫漆瘡火丹濕熱天泡肌膚赤腫乾濕脚氣婦女乳癰小兒丹毒外科一切頑惡腫毒無不應驗

一筆消　雄黃二兩　麝香三兩　眞藤黃一兩　人中白五錢　辰砂二錢　蟾酥一兩　白芨二錢　白斂二錢　共爲細末用廣膠三錢　熟化和成錠治癰疽發背五疔毒瘡對口搭手諸般惡瘡及一切無名腫毒初起者用醋磨搽患處立消如神

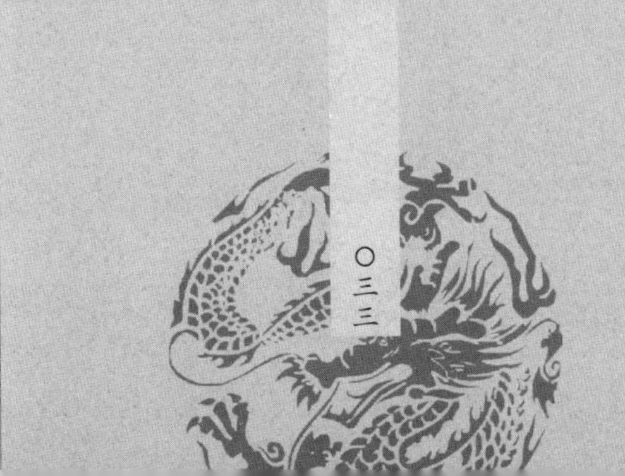

陰症癰瘍圍藥　紅藥子四兩如無用黃藥子代　白芨一兩五錢　黑狗下頦一個煅存性　白蘞一兩五錢　碗豆粉三錢　氷片三錢　乳香六錢去油　硃砂三錢　雄黃三錢　各爲細末和勻醋蜜調敷四圍用極滾熱醋蘸調並可服治外勢平而不起色黑黯其痛在肉裏者

如意散　生南星　生大黃　生半夏　朴硝　共爲末薑汁調治痰毒

鹵水圍藥　麝香一錢　沒藥　雄黃　血竭各三錢　蟾酥一錢　五倍子一兩　麻黃五錢右多用蕎麥幹灰淋濃汁七八碗文武火煎至二三碗之數以前藥研極細末候冷下之復煎二三沸磁罐藏之若遇瘡毒用新筆蘸汁周圍塗之則一切惡瘡腫痛自消

一筆消　大黃二兩　藤黃一兩　明礬五錢　蟾酥五錢酒炒　麝香二錢乳香　沒藥各二錢　右用蝸牛搗成錠醋磨圈圍

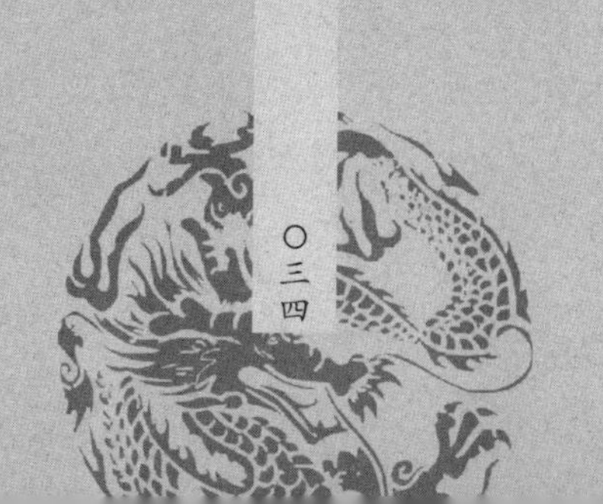

阴症痈疡围药　红药子四两，如无，用黄药子代　白芨一两五钱　黑狗下颏一个，煅存性　白蔹一两五钱　碗（豌）豆粉三钱　冰片三钱　乳香六钱，去油　硃砂三钱　雄黄三钱　各为细末，和匀，醋蜜调敷，四围用极滚热醋蘸调，并可服。治外势平而不起，色黑黯，其痛在肉里者。

如意散　生南星　生大黄　生半夏　朴硝　共为末，姜汁调，治痰毒。

卤水围药　麝香一钱　没药　雄黄　血竭各三钱　蟾酥一钱　五倍子一两　麻黄五钱　右多用荞麦干灰淋浓汁七八碗，文武火煎至二三碗之数，以前药研极细末，候冷下之，复煎二三沸，磁罐藏之。若遇疮毒，用新笔蘸汁，周围涂之，则一切恶疮肿痛自消。

一笔消　大黄二两　藤黄一两　明矾五钱　蟾酥五钱，酒炒　麝香二钱　乳香　没药各二钱　右用蜗牛，捣成锭，醋磨圈围。

又方 用雄黄一两 胆矾一两 月石一两 铜青一两 皮硝一两 草乌一两 去大黄、明矾、乳香、没药。

蝌蚪拔毒散 寒水石 净皮硝 川大黄等分，研极细末 蝌蚪不拘多少，装甏内，埋入地中，三月自化成水。每蝌蚪水一大碗，入前药末各二两。

阴干，再研匀，收磁罐内，用时水调敷。治一切无名大毒、火毒、瘟毒，神效。

一笔钩 天南星一两 生半夏一两 白芨一两 生大黄四两 冰片一钱 共为末，用雄猪胆汁和成锭子。

北京盐水锭 马牙硝一斤 入铁锅内，烈火烧成水，次下皂矾末一两 次下黄丹一两 硃砂七钱 雄黄一钱 共搅极匀，倾光平石上，凝硬收用。

一、一切肿毒疥癣，蛇蝎蜘蛛，蜈蚣咬伤，夏月毒蚊，虱咬伤肿疡疼痛，用醋磨，或水磨。

又方 用雄黃一兩 膽礬一兩 月石一兩 銅青一兩 皮硝一兩 草烏一兩 去大黃明礬乳香沒藥

蝌蚪拔毒散 寒水石 淨皮硝 川大黃等分研極細末 蝌蚪不拘多少裝甕內埋入地中三月自化成水 每蝌蚪水一大碗入前藥末各二兩陰乾再研勻收磁罐內用時水調敷治一切無名大毒火毒瘟毒神效

一筆鈎 天南星一兩 生半夏一兩 白芨一兩 生大黃四兩 冰片一錢 共爲末用雄猪膽汁和成錠子

北京鹽水錠 馬牙硝一斤 入鐵鍋內烈火燒成水次下皂礬末一兩 次下黃丹一兩 硃砂七錢 雄黃一錢共攪極勻傾光平石上凝硬收用

一一切腫毒疥癬蛇蝎蜘蛛蜈蚣咬傷夏月毒蚊虱咬傷腫瘍疼痛用醋磨或水磨

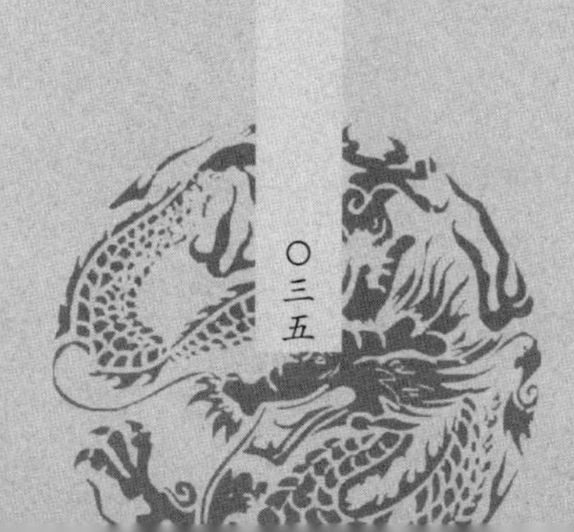

一口舌生瘡乳蛾喉風咽痛用一粒口內噙化

一九種心痛點眼角三次卽愈牙痛含於患處

一暴發風眼火眼及老年眼沿赤爛以滾水化入杯內洗之皆良

一牛馬有病以點眼角

大鐵箍散　生大黃二錢　蒼朮一錢　芙蓉葉二錢　薑黃二錢　天花粉　川柏各二錢　白芷一錢　川羌活二錢　毛茨菇二錢　川烏一錢　乳香一錢去油　陳皮一錢　沒藥一錢去油　南星一錢　雄黃一錢　厚朴一錢　冰片一分　麝香一分　共爲極細末凡遇皮無二色者是爲陰毒葱汁和蜜調敷漫腫無頭用陳黃酒米醋和敷紅赤腫痛發熱用清茶調敷

金不換仙方　枳殼三錢六分　白丑　黑丑各一兩　甘遂三錢　麝香一錢　甘草五分　共爲極細末摻少許於膏藥上貼之治百種無名腫毒立

一、口舌生疮，乳蛾喉风，咽痛，用一粒口内噙化。

一、九种心痛，点眼角三次即愈，牙痛含于患处。

一、暴发风眼，火眼，及老年眼沿赤烂，以滚水化入杯内，洗之皆良。

一、牛马有病，以点眼角。

大铁箍散　生大黄二钱　苍术一钱　芙蓉叶二钱　姜黄二钱　天花粉　川柏各二钱　白芷一钱　川姜活二钱　毛茨菇二钱　川乌一钱　乳香一钱，去油　陈皮一钱　没药一钱，去油　南星一钱　雄黄一钱　厚朴一钱　冰片一分　麝香一分　共为极细末，凡遇皮无二色者，是为阴毒。葱汁和蜜调敷，漫肿无头，用陈黄酒，米醋和敷，红赤肿痛发热，用清茶调敷。

金不换仙方　枳壳三钱六分　白丑　黑丑各一两　甘遂三钱　麝香一钱　甘草五分　共为极细末，掺少许于膏药上点之，治百种无名肿毒，立刻止痛。未成即消，已成即溃。

立消散　雄黄一两五钱　炒甲片三两　生军五两　芙蓉叶五钱　炒五倍子五两　共为细末，醋调涂患处。

立马消　川斑蝥去翅足，米粉炒　全蝎尾各十个，漂淡　蜈蚣三条　乳香　没药各四分　蟾酥三分　火酒浸化，再研成膏，用冰片二分，麝香二分，为极细末，麻黄四钱，熬膏为丸，如桐子大，辰砂为衣，晒干密贮，治发背痈疽肿毒，每用一丸。势大者，用二三丸，研细掺于膏药上点之。如疮未破，以热手摸百余下。次日即消，如疮已破，先以薄绵纸盖上，再将膏药贴之，神效。

家秘金箍散　当门子一两　大梅片一两　飞黄丹一两　红银硃一两　共研极细极匀，收贮玻璃瓶中，切勿泄气。临用用净羊毛笔，蘸洒膏上贴之，治一切结肿成饼成核，即刻消散。

刻止痛未成卽消已成卽潰

立消散　雄黃一兩五錢　炒甲片三兩　生軍五兩　芙蓉葉五錢　炒五倍子五兩　共爲細末醋調塗患處

立馬消　川斑蝥去翅足米粉炒　全蝎尾各十個漂淡　蜈蚣三條　乳香沒藥各四分　蟾酥三分　火酒浸化再研成膏用冰片二分　麝香二分爲極細末麻黃四錢熬膏爲丸如桐子大辰砂爲衣晒乾密貯治發背癰疽腫毒每用一丸勢大者用二三丸研細摻於膏藥上貼之如瘡未破以熱手摸百餘下次日卽消如瘡已破先以薄綿紙蓋上再將膏藥貼之神效

家秘金箍散　當門子一兩　大梅片一兩　飛黃丹一兩　紅銀硃一兩共研極細極勻收貯玻璃瓶中切勿泄氣臨用用淨羊毛筆蘸酒膏上貼之治一切結腫成餅成核卽刻消散

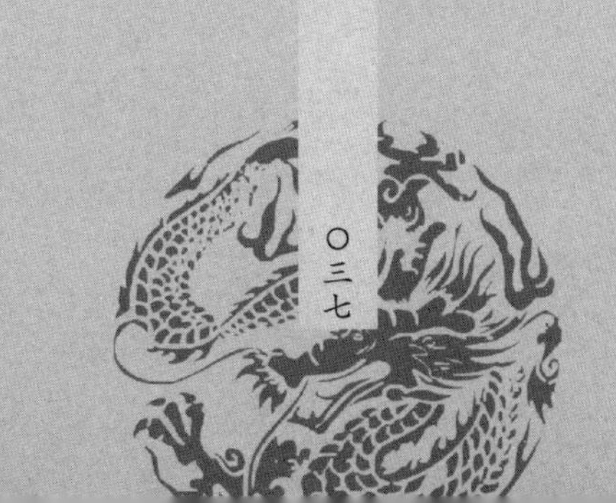

内消部

梅花點舌丹 西黃一錢 月石一錢 熊膽三分 血竭一錢去油 乳香一錢五分去油 沒藥一錢五分 珍珠四分 蟾酥一錢 葶藶一錢 麝香三分 冰片五分 沉香五錢 雄黃一錢 右共爲細末以人乳將酥化開和丸再加辰砂一錢 金箔爲衣每重三分或三四厘晒三日收貯磁缾聽用每臨臥時溫酒送服一二丸可消一切無名腫毒疔瘡初起一方中加白花一錢二分

飛龍奪命丹 眞蟾酥一錢 去油乳香一錢 銅綠一錢 輕粉一錢 膽礬一錢 血竭一錢 辰砂一錢 明礬一錢 雄黃一錢 冰片三分 麝香三分 共研細末同大蝸牛廿個 搗勻和丸如菉豆大每服七丸或九丸或十一丸用葱白三五寸病人自嚼吐於手心包藥在內用溫酒和葱

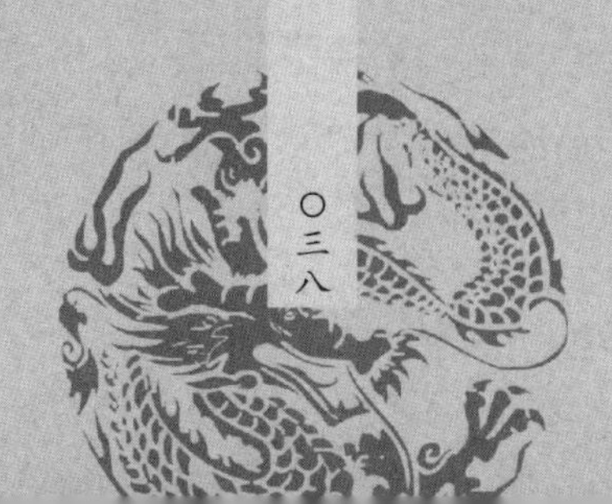

内消部

梅花点舌丹 西黄一钱 月石一钱 熊胆三分 血竭一钱，去油 乳香一钱五分，去油 没药一钱五分 珍珠四分 蟾酥一钱 葶苈一钱 麝香三分 冰片五分 沉香五钱 雄黄一钱 右共为细末，以人乳将酥化开，和丸，再加辰砂一钱，金箔为衣，每重三分，或三四厘。晒三日，收贮磁瓶，听用。每临卧时，温酒送服一二丸，可消一切无名肿毒，疔疮初起。一方中加白花一钱二分。

飞龙夺命丹 真蟾酥一钱 去油乳香一钱 铜绿一钱 轻粉一钱 胆矾一钱 血竭一钱 辰砂一钱 明矾一钱 雄黄一钱 冰片三分 麝香三分 共研细末，同大蜗牛廿个，捣匀和丸，绿豆大，每服七丸或九丸，或十一丸，用葱白三五寸，病人自嚼，吐于手心，包药在内，用温酒和葱送下。如人行五里，汗出为度，无汗再用。葱研烂裹药服之，治一切疔肿恶疮，痈疽初起时，黑陷不痛，或麻木不仁，毒气内攻，呕吐昏溃之症。

一方 蟾酥丸加蜈蚣两条。

一方 前方加蜈蚣一钱　川山甲一钱　寒水石三钱　僵蚕一钱　全蝎一钱　角刺三分　红信二分

一粒珠 金川山甲（一只重廿四两，分四足，一足用米醋炙，一足用松花汤炙，一足用麻油炙，一足用真苏合油炙黄用）　真西黄三钱　镜劈砂四钱　真廉珠三钱，水飞　麝香四钱　大梅片四钱　明雄黄四钱　杜蟾酥一钱二分，火酒化

右药择吉日，法制如研细末，以蟾酥化入，再加苏合油拌捣千遍，至光亮为度，为丸。每重五分，晒干，用腊壳护，专治一切无名肿毒，痈疽发背等症。每服一丸，将人乳化开，陈黄酒冲服，暖卧避风。兼治小儿惊风，每丸均分二次用，纯钩橘红煎汤送下。

送下如人行五里汗出爲度無汗再用葱研爛裹藥服之治一切疔腫惡瘡癰疽初起時黑陷不痛或麻木不仁毒氣内攻嘔吐昏憒之症一方蟾酥丸加蜈蚣兩條　一方前方加蜈蚣一錢　川山甲一錢　寒水石三錢　殭蠶一錢　全蝎一錢　角刺三分　紅信二分

一粒珠　金川山甲（一只重廿四兩分四足一足用米醋炙一足用松花湯炙一足用麻油炙一足用眞蘇合油炙黄用）　眞西黄三錢　鏡劈砂四錢　眞廉珠三錢水飛　麝香四錢　大梅片四錢　明雄黄四錢　杜蟾酥一錢二分火酒化　右藥擇吉日法製如研極細末以蟾酥化入再加蘇合油拌搗千遍至光亮爲度爲丸每重五分晒乾用臘殼護耑治一切無名腫毒癰疽發背等症每服一丸將人乳化開陳黄酒冲服煖臥避風兼治小兒驚風每丸均分二次用純鈎橘紅煎湯送下

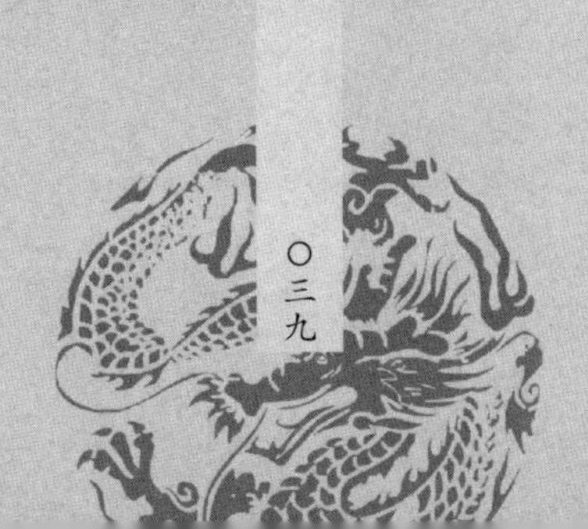

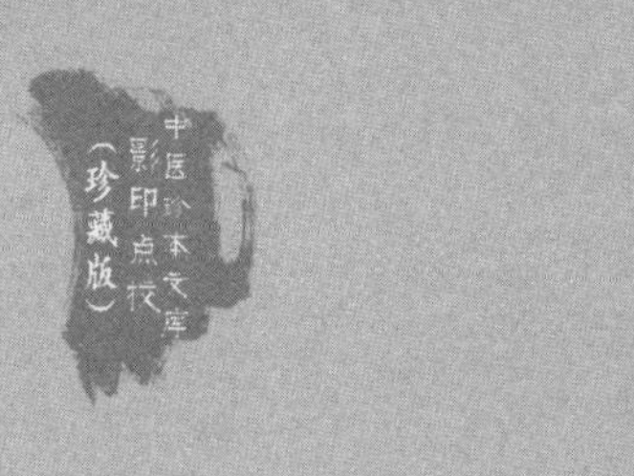

五香追毒丸　老君鬚　母丁香不見火　苦丁香卽香瓜蒂　去油乳香　去油沒藥　巴豆霜　廣木香　炒黑牛蒡子　上沉香　血竭　辰砂　蟾酥火酒另化　右各等分共爲細末將所化蟾酥加陳蜜和丸如芡實大辰砂爲衣每服一丸或二丸空心食前紹酒化服瀉二三次後用冷粥補之毒卽消治癰疽一切無名腫毒初起壯實者宜之兼去疔瘡毒定痛如神

寸金丹　麝香一分　乳香　烏金石卽石炭　輕分　雄黃　狗寶　沒藥各一錢　蟾酥二錢　粉霜　黃臘各三錢　硼砂五錢　鯉魚膽　狗膽各二個陰乾　金頭蜈蚣七條全用焙用　頭生男兒乳一合　右爲細末以黃臘乳汁熬膏和丸如菉豆大小兒丸如芥子大每服一丸重者加至三丸以白丁香七粒　研爛新汲水調送煖蓋得汗爲度三次卽愈治極重腫毒癰疽疔瘡四支壯熱沉重者卽噤口不開撬開化三丸灌下神效

五香追毒丸　老君须　母丁香不见火　苦丁香即香瓜蒂　去油乳香　去油没药　巴豆霜　广木香　炒黑牛蒡子　上沉香　血竭　辰砂　蟾苏火酒另化

右各等分共为细末，将所化蟾酥加陈蜜和丸，如芡实大，辰砂为衣，每服一丸或二丸，空心食前绍酒化服。泻二三次后，用冷粥补之，毒即消。治痈疽，一切无名肿毒，初起壮实者宜之，兼去疔疮毒定痛如神。

寸金丹　麝香一分　乳香　乌金石即石炭　轻分（粉）　雄黄　狗宝　没药各一钱　蟾酥二钱　粉霜　黄腊各三钱　硼砂五钱　鲤鱼胆　狗胆各二个，阴干　金头蜈蚣七条，全用焙用　头生男儿乳一合

右为细末，以黄腊、乳汁熬膏，和丸，如绿豆大。小儿丸如芥子大，每服一丸，重者加至三丸，以白丁香七粒研烂，新汲水调送，暖盖得汗为度，三次即愈。治极重肿毒，痈疽疔疮，四支壮热沉重者，即噤口不开，撬开化三丸灌下，神效。

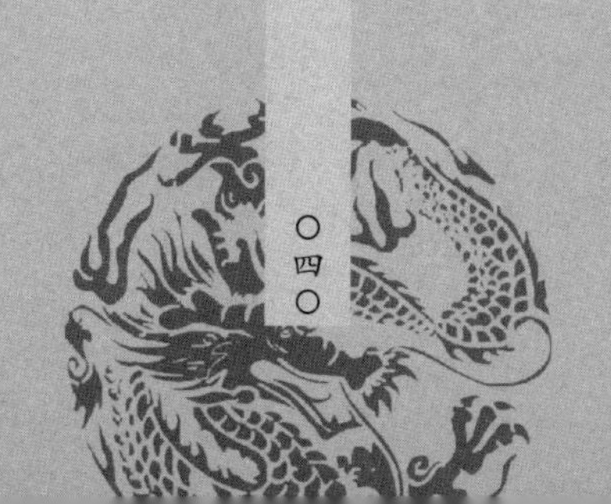

皂矾丸　牙皂三钱，切碎，炒研细末　白矾三钱，生研　真干蟾酥一两，切片　火酒化和丸，如绿豆大，麝香三分和入，每服一丸，以葱白裹药，黄酒送服。势重者，每日服二次，此药每次止可服一粒，如服二粒，恐致呕吐，慎之！慎之！治大毒初起，疔疮走黄，黑陷昏溃，呕恶之症。

青龙丸　番木鳖四两，米泔浸三日，刮去皮毛，切片晒燥，麻油炒透　炒甲片一两二钱　白僵蚕一两二钱，炒断丝

共为细末，黄米饭捣和为丸，如桐子大，每服五分。量人虚实酌减，临卧时按部位用引经药，煎汤送下，盖暖，睡勿冒风。如冒，觉周身麻木，抽掣发抖，不必惊慌，过片刻即安。治一切疔疮肿毒，并跌仆闪胸，伤筋挛痛。贴骨痈疽，男妇大小颈项瘰疬，及乳串结核，痰凝气滞，硬块成毒，小儿痘后痈疽初起者。一二服即消，已成脓者，服之自能出毒，不必咬头开刀，诚外科第一妙方也。头面用羌活五分、川芎五分，

皂礬丸　牙皂三錢切碎炒研細末　白礬三錢生研　眞乾蟾酥一兩切片
火酒化和丸如菉豆大　麝香三分和入　每服一丸以葱白裹藥黃酒送
服勢重者每日服二次此藥每次止可服一粒如服二粒恐致嘔吐愼之愼
之治大毒初起疔瘡走黃黑陷昏憒嘔惡之症
青龍丸　番木鱉四兩米泔浸三日刮去皮毛切片晒燥麻油炒透　炒甲片
一兩二錢　白殭蠶一兩二錢炒斷絲　共爲細末黃米飯搗和爲丸如桐
子大每服五分　量人虛實酌減臨臥時按部位用引經藥煎湯送下蓋煖
睡勿冒風如冒覺周身麻木抽掣發抖不必驚慌過片刻即安治一切疔瘡
腫毒并跌仆閃胸傷筋攣痛貼骨癰疽男婦大小頸項瘰癧及乳串結核痰
凝氣滯硬塊成毒小兒痘後癰疽初起者一二服即消已成膿者服之自能
出毒不必咬頭開刀誠外科第一妙方也頭面用　羌活五分　川芎五分

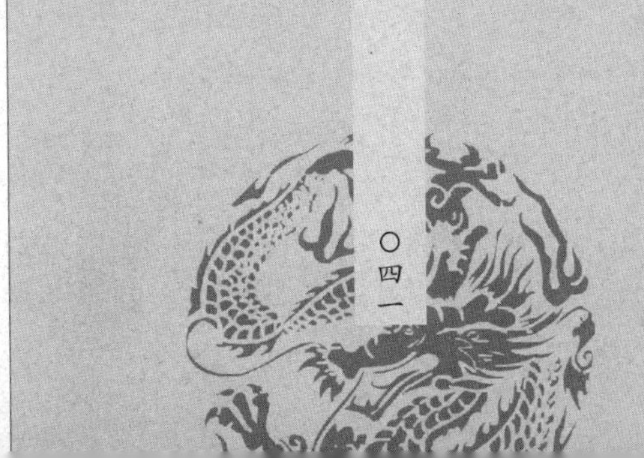

煎湯送下肩背用　角刺尖五分　兩臂用桂枝五分　胸腹用枳殼五分
兩脇用柴胡五分　腰間用杜仲五分　兩足膝用牛膝五分　木瓜五分
咽頸用桔梗五分　甘草五分　跌仆攣筋用紅花五分　當歸五分　黃
酒煎湯送下

紫霞丹　犀黃四分　雄黃二錢　大黃四錢　天竺黃四錢　藤黃二錢九
晒去酸味　冰片四分　兒茶二錢　參三七四錢　血竭二錢　乳香四
錢去油　沒藥四錢去油　麝香四分　阿魏一錢用蜜化夏布收去渣
除乳香沒藥藤黃阿魏外餘皆忌火秤準各末和勻再研極細以阿魏蒸好
和蜜搗極勻爲丸每服重四分專治癰疽發背破傷風疔瘡無名腫毒跌打
損傷小兒驚風等症用紹酒調服忌生冷孕婦戒投

七釐散　大赤練蛇一條燒灰存性研極細末勿犯鐵器　米糊爲丸如芥子

煎汤送下。肩背用角刺尖五分；两臂用桂枝五分；胸腹用枳壳五分；两肋用柴胡五分；腰间用杜仲五分；两足膝用牛膝五分，木瓜五分；咽颈用桔梗五分，甘草五分；跌仆挛筋用红花五分，当归五分，黄酒煎汤送下。

紫霞丹　犀黄四分　雄黄二钱　大黄四钱　天竺黄四钱　藤黄二钱九，晒去酸味　冰片四分　儿茶二钱　参三七四钱　血竭二钱　乳香四钱，去油　没药四钱，去油　麝香四分　阿魏一钱，用蜜化，夏布收去渣

除乳香、没药、藤黄、阿魏外，余皆忌火。秤准，各末和匀，再研极细，以阿魏蒸好，和蜜捣极匀为丸，每服重四分，专治痈疽发背，破伤风，疔疮，无名肿毒，跌打损伤，小儿惊风等症。用绍酒调服，忌生冷。孕妇戒投。

七厘散　大赤练蛇一条，烧灰存性，研极细末，勿犯铁器。米糊丸，如芥子

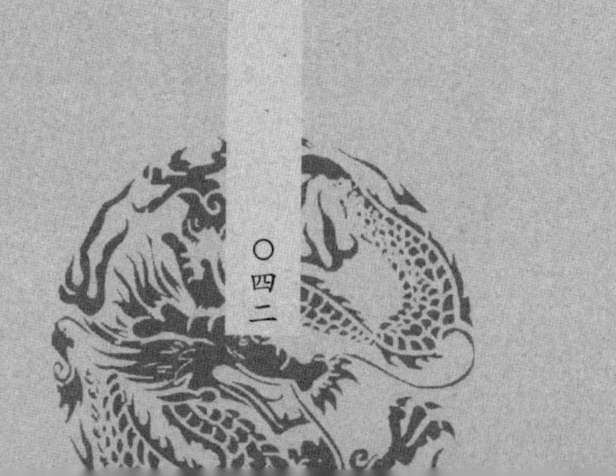

大，治一切无名肿毒，诸药不效者，每服七粒。重者，加十四粒。若平陷不痛楚者，加姜黄、藤黄研细，醋调搽之，即能奏效。孕妇忌投。

九龙丹　木香　乳香　没药　儿茶　血竭　去油巴豆各等（分）

共为极细末，生蜜调成一块，磁盒收贮，用时旋丸如豌豆大，治痈毒鱼口，便毒，横痃初起未成脓者，每服九丸，空心热酒送。泻四五次后，服薄粥一碗，其泻即止。如肿甚者，间日再送一服，其毒自消。

龟蜡丹　血龟板一大个，用下半爿，烘热，用白蜡渐渐掺上板自炙枯，放泥地上，出火气，研细，黄酒调服，至醉暖盖取汗即愈。治一切无名肿毒，封口发背流注，痈疽疔疮等症。

八圣散　天虫二钱　蜈蚣八钱　斑猫去翅足　穿山甲炒　巴豆霜各四钱　乳香一钱五分　没药一钱五分

共为末，凡鱼口便毒重者，每服一

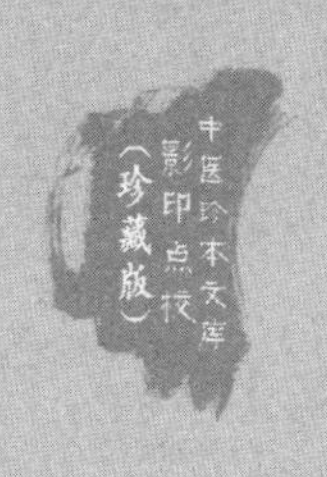

大治一切無名腫毒諸藥不效者每服七粒重者加十四粒若平陷不痛楚者加薑黃藤黃研細醋調搽之即能奏效孕婦忌投

九龍丹　木香　乳香　沒藥　兒茶　血竭　去油巴豆各等　共爲極細末生蜜調成一塊磁盒收貯用時旋丸如豌豆大治癰毒魚口便毒橫痃初起未成膿者每服九丸空心熱酒送瀉四五次後服薄粥一碗其瀉即止如腫甚者間日再送一服其毒自消

龜蠟丹　血龜板一大個用下半爿　烘熱用白蠟漸漸搽上板自炙枯放泥地上出火氣研細黃酒調服至醉煖蓋取汗即愈治一切無名腫毒對口發背流注癰疽疔瘡等症

八聖散　天虫二錢　蜈蚣八錢　斑猫去翅足　穿山甲炒　巴豆霜各四錢　乳香一錢五分　沒藥一錢五分　共爲末凡魚口便毒重者每服一

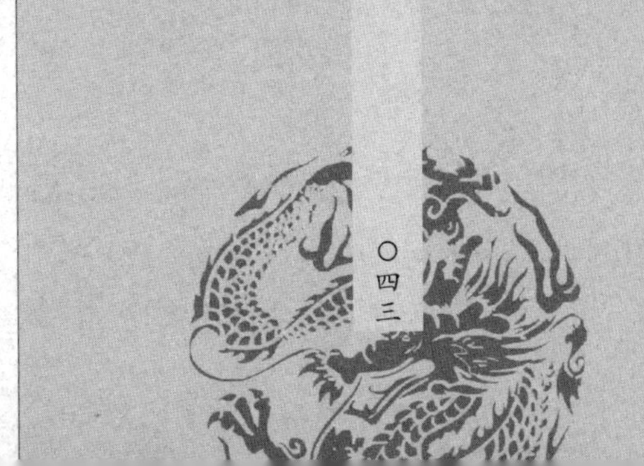

錢輕者每服六分酒下二服自效

五虎下四川　炙鼈甲一兩　蜈蚣廿條瓦上焙　全蝎一兩　土炒天虫一兩　生軍二兩　共爲末凡無名腫毒痰症每服一錢小兒每服黄酒送下無不應效

內護部

護膜臘礬丸　白明礬四兩研細　黄臘二兩　辰砂六錢水飛　或加穗花四兩更炒先將黄蠟鎔化待稍冷入礬末辰砂不住手攪勻加煉白蜜七八錢和勻衆手化如梧子如蠟凝不能丸以滚水燉之凡護膜防毒內攻如未破即消已破即合每服三四十丸白湯送下或酒送亦可一日之中服一百粒方有功始終如一服過半斤必萬全矣病已愈服之亦佳

琥珀臘礬丸　黄臘一兩　明礬一兩二錢　雄黄二錢二分　琥珀一錢

钱。轻者每服六分，酒下，二服自效。

五虎下四川　炙鳖甲一两　蜈蚣廿条，瓦上焙　全蝎一两　土炒天虫一两　生军二两

共为末。凡无名肿毒，痰症，每服一钱，小儿每服黄酒送下，无不应效。

内护部

护膜腊（蜡）矾丸　白明矾四两，研细　黄腊（蜡）二两　辰砂六钱，水飞

或加穗花四两更炒，先将黄蜡镕化，待稍冷入矾末，辰砂不住手搅匀，加炼白蜜七八钱，和匀，众手化如梧子，如蜡凝不能丸，以滚水炖之。凡护膜防毒内攻，如未破即消，已破即合，每服三四十丸，白汤送下，或酒送亦可。一日之中服一百粒，方有功，始终如一，服过半斤，必万全矣。病已愈，服之亦佳。

琥珀腊（蜡）矾丸　黄腊一两　明矾一两二钱　雄黄二钱二分　琥珀一钱

辰砂一钱　一方加白蜜　先将葡萄肉十枚同蜡打如泥，加诸药末捣和为丸，珀末、辰砂为衣。凡护膜化毒，每服一钱，食后白汤下。

护心散　生绿豆衣一两五钱　甘草节一两　琥珀同灯心研　乳香　辰砂　雄黄各一钱

共为末，凡预防毒气内陷，每服一钱，空心酒下。

外科方外奇方卷一终

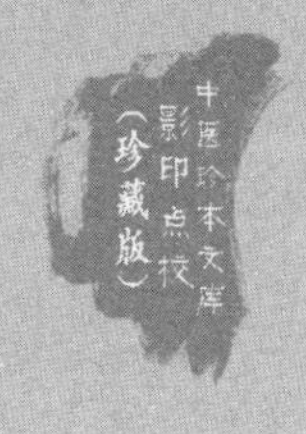

辰砂一錢　一方加白蜜　先將葡萄肉十枚同蠟打如泥加諸藥末搗和爲丸珀末辰砂爲衣凡護膜化毒每服一錢食後白湯下

護心散　生菉豆衣一兩五錢　甘草節一兩　琥珀同燈芯研　乳香　辰砂　雄黄各一錢　共爲末凡預防毒氣內陷每服一錢空心酒下

外科方外奇方卷一終

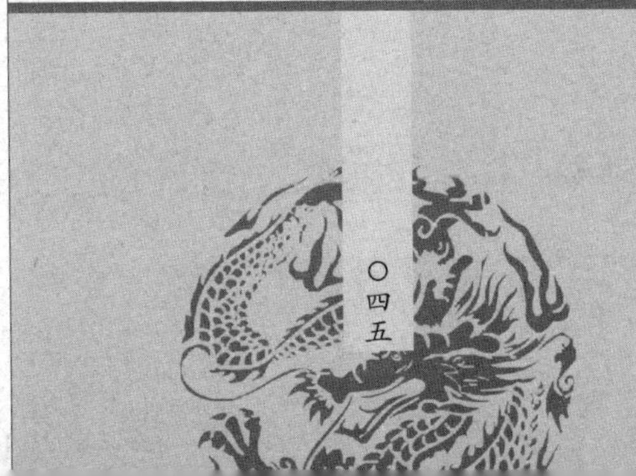

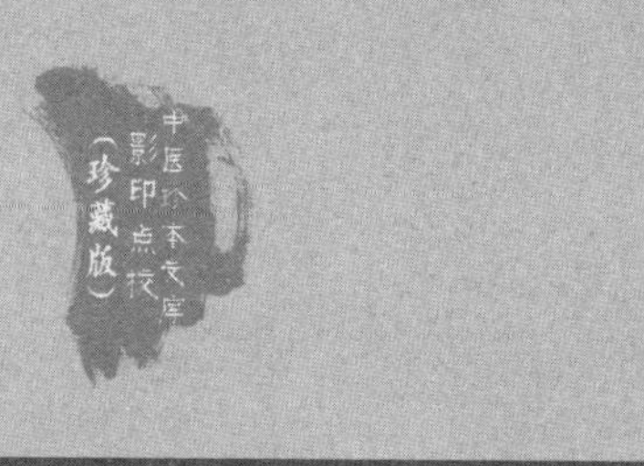

外科方外奇方卷二

清浙湖凌曉五先生遺著

後學 杭州沈仲圭錄存
紹興裘吉生校刊

化毒部

無敵丹　桑柴灰汁　茄桿灰汁　礦灰汁各一斗　三汁熬調和勻名三仙膏亦可點癰疽之稍輕者再用鹼水熬膏一兩加入後開各藥末則成全方

每三仙丹五兩配蟾酥三錢五分酒化　明礬　火硝各三錢　牛黃　麝香各一錢　冰片　珍珠　硼砂　雄黃　輕粉　乳香各一錢　人乳浸銅綠　硃砂各一錢五分　各研極細末和勻再碾數千下將前膏加入攪得極勻收磁罐內罐須小口以烏金紙塞口封以黃臘勿令一毫泄氣遇毒取少許搽其頂乾則以米醋和蜜少許潤之其血黑色或毒水爆出卽時鬆

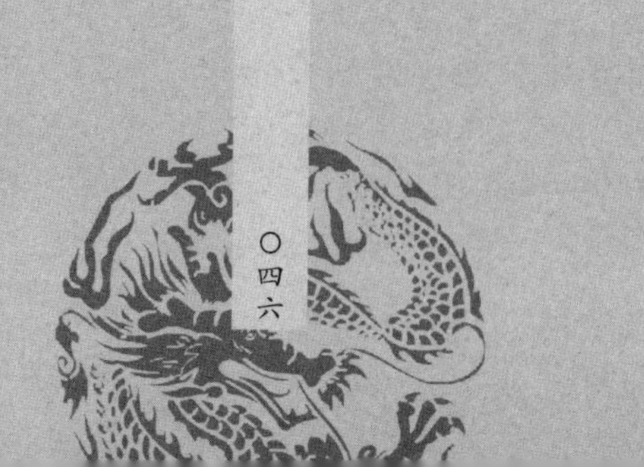

外科方外奇方卷二

清浙湖凌晓五先生遗著

后学 杭州沈仲圭录存
绍兴裘吉生校刊

化毒部

无敌丹　桑柴灰汁　茄杆灰汁　矿灰汁各一斗

三汁熬，调和匀，名三仙膏，亦可点痈疽之稍轻者，再用碱水熬膏一两，加入后开各药末，则成全方。

每三仙丹五两，配蟾酥三钱五分，酒化　明矾　火硝各三钱　牛黄　麝香各一钱　冰片　珍珠　硼砂　雄黄　轻粉　乳香各一钱　人乳浸铜绿　硃砂各一钱五分

各研极细末，和匀，再碾数千下，将前膏加入，搅得极匀，收磁罐内。罐须小口，以乌金纸塞口，封以黄腊（蜡），勿令一毫泄气。遇毒取少许搽其顶，干则以米醋和蜜少许润之。其血黑色，或毒水爆出，即时松

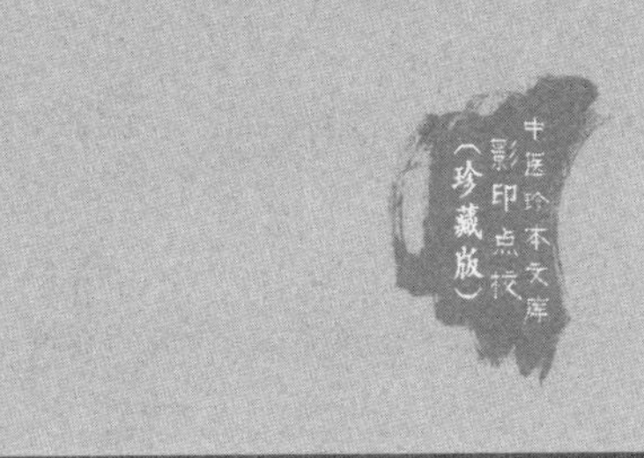

解切不可着好肉上或用蕎麥麵調若遇疔瘡加鐵銹一分　研如飛塵和入多搽其正頂過宿其根爛出內服紫金錠若是癰疽再服臘礬丸及托裏解毒之劑此藥癰疽封口疔瘡發背一切無名腫毒有奪命之功難以盡述

惡瘡錠子　白砒一錢　麝香五分　歸尾五分　五味五分　蟾酥一錢　草烏一錢　輕粉二錢　川烏一錢　月石五分　血竭一錢　全蝎二只　硼砂一錢　銅綠五分　銀硃五分　雄黃五分　共爲極細末用人乳化蟾酥拌成錠子如大麥冬樣一分錠作兩段治二人將瘡用鍼刺破見血納入藥粒用紙貼上內成膿去藥洗淨爲度

萬應針頭丸　麝香二錢　血竭三錢　輕粉三錢　蟾酥三錢　硼砂三錢　大梅片一錢　金頭赤足蜈蚣一條　共爲末煉蜜丸凡一切癰疽生於胸背毒大欲死向其頭上用針撬破去血以藥一黍米大放瘡口內用紙花吐

解。切不可着好肉上，或用荞麦面调。若遇疔疮，加铁锈一分。研如飞尘，和入多搽，其正顶过宿，其根烂出，内服紫金锭。若是痈疽，再服腊（蜡）矾丸，及托里解毒之剂。此药痈疽封口，疔疮发背，一切无名肿毒，有夺命之功，难以尽述。

恶疮锭子　白砒一钱　麝香五分　归尾五分　五味五分　蟾酥一钱　草乌一钱　轻粉二钱　川乌一钱　月石五分　血竭一钱　全蝎二只　硼砂一钱　铜绿五分　银硃五分　雄黄五分

共为极细末，用人乳化蟾酥，拌成锭子，如大麦冬样，一分锭作两段，治二人，将疮用针刺破，见血纳入药粒，用纸贴上，内成脓去药，洗净为度。

万应针头丸　麝香二钱　血竭三钱　轻粉三钱　蟾酥三钱　硼砂三钱　大梅片一钱　金头赤足蜈蚣一条

共为末，炼蜜丸。凡一切痈疽，生于胸背，毒大欲死，向其头上用针撬破去血，以药一黍米大，放疮口内，用纸花吐

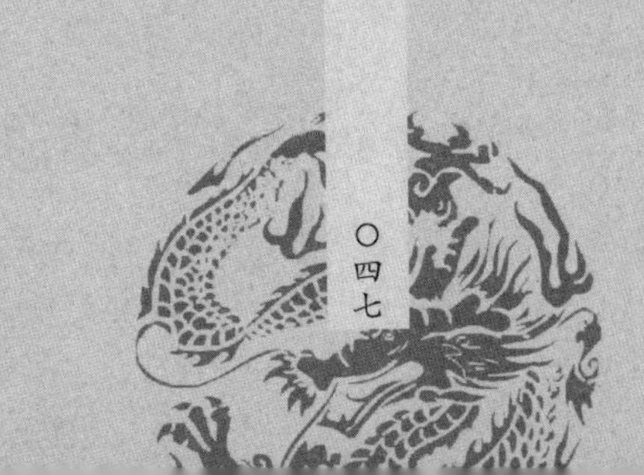

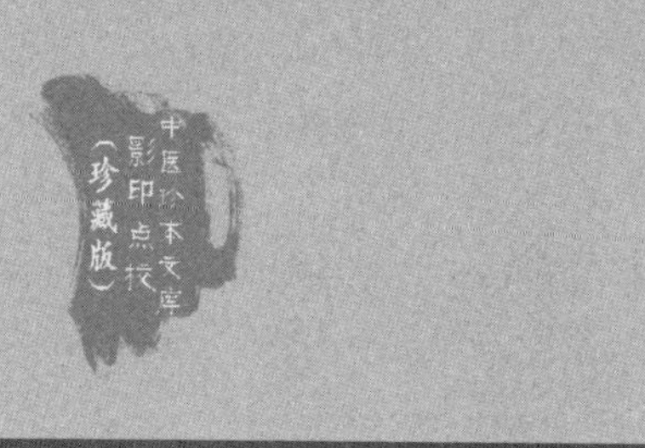

津周圍濕之貼瘡罨定頃刻可愈

化腐紫霞膏　輕粉三錢　草蔴仁三錢研　血竭二錢　巴豆霜五錢　金頂砒五錢　螺螄肉水二錢　潮腦一錢　共研勻罐貯凡發背已成瘀肉不腐及不作膿者又諸瘡內有膿外不穿者俱用此膏不腐爛者自腐不潰者自潰其功甚於烏金膏及碧霞錠子臨用以蔴油調搽頑硬肉上以綿紙蓋之或以膏藥貼之亦可

元珠膏　木鱉子肉十四個　斑蝥八十個　栁枝四十九寸　驢蹄甲片三錢　草烏一錢　蔴油二兩　右藥浸油內七日用文火熯枯去渣入巴豆仁三個　煎至黑傾於鉢內研如泥加麝香一分　攪勻入罐內凡腫瘍將潰搽之膿從毛孔吸出已開刀者用指護送孔內膿腐立刻能化

隔皮取膿法　驢蹄皮一兩炒爲　末砂炒蕎麥麪一兩　草烏四錢刮去皮

津，周围湿之，贴疮罨定，顷刻可愈。

化腐紫霞膏　轻粉三钱　草蓖仁三钱，研　血竭二钱　巴豆霜五钱　金顶砒五钱　螺蛳肉水二钱　潮脑一钱

共研匀，罐贮。凡发背已成，瘀肉不腐及不作脓者。又诸疮内有脓，外不穿者，俱用此膏。不腐烂者自腐，不溃者自溃，其功甚于乌金膏及碧霞锭子。临用以麻油调搽顽硬肉上，以绵纸盖之，或以膏药贴之亦可。

元珠膏　木鳖子肉十四个　斑蝥八十个　柳枝四十九寸　驴蹄甲片三钱　草乌一钱　麻油二两　右药浸油内，七日用文火煤枯去渣，入巴豆仁三个。煎至黑，倾于钵内，研如泥，加麝香一分，搅匀入罐内。凡肿疡将溃，搽之脓从毛孔吸出，已开刀者，用指护送孔内，脓腐立刻能化。

隔皮取脓法　驴蹄皮一两，炒为末　砂炒荞麦面一两　草乌四钱，刮去皮，

研末　食盐五钱

共研细，水糊作薄饼丸，上炙微黄，再研细，以醋摊白纸上，贴患处，其脓水从毛孔而出，盖以粗纸，掺湿再换，水尽纸燥，肿即消。或患毒深远，刀难直取，并患者惧开刀，候脓熟时，用此法最宜。如不从毛窍出者，其擦药之处剩一洞，自为出脓。

点头部

代刀丸　白丁香一钱　蓖麻仁一钱　生白砒三分

共研为丸，如黍米大。凡一切肿毒内肿已成，惧开刀者，用一粒放患顶外，以膏封之，次日即能破头。

又方　斑蝥二十个　巴豆四十粒

共为末和丸，如胡椒大，每用一丸，放患顶上，膏封。

万应代针膏　硼砂一钱五分　血竭一钱五分　轻粉一钱五分　蟾酥五

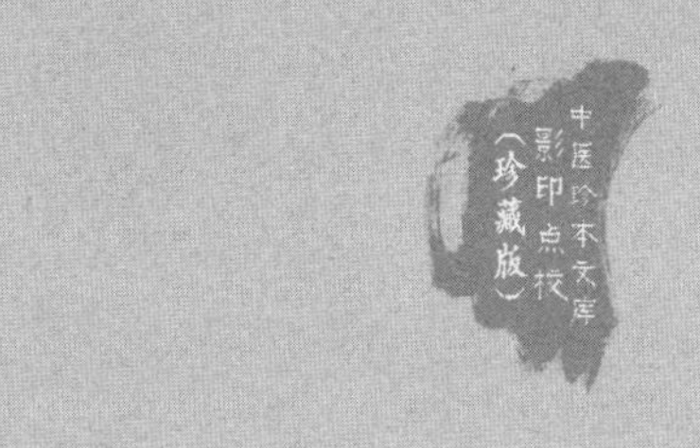

研末　食鹽五錢　共研細水糊作薄餅丸上炙微黄再研細以醋攤白紙上貼患處其膿水從毛孔而出蓋以粗紙摻濕再換水盡紙燥腫卽消或患毒深遠刀難直取並患者懼開刀候膿熟時用此法最宜如不從毛竅出者其擦藥之處剩一洞自爲出膿

點頭部

代刀丸　白丁香一錢　蓖麻仁一錢　生白砒三分　共研爲丸如黍米大凡一切腫毒內腫已成懼開刀者用一粒放出頂外以膏封之次日卽能破頭

又方　斑蝥二十個　巴豆四十粒　共爲末和丸如胡椒大每用一丸放患頂上膏封

萬應代針膏　硼砂一錢五分　血竭一錢五分　輕粉一錢五分　蟾酥五

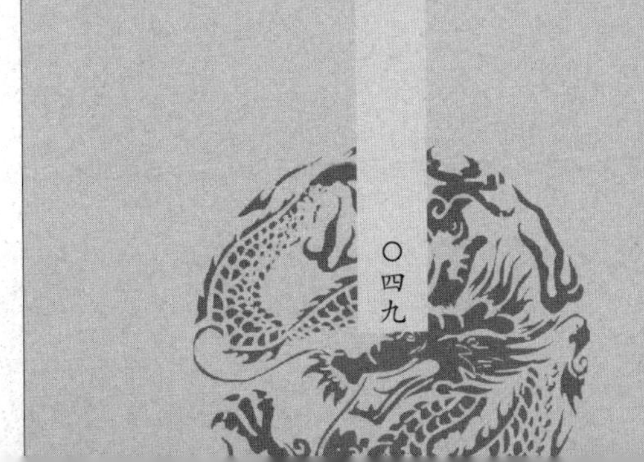

分　連頭蜈蚣一條炙　麝香一分　氷片少許　雄黃一錢　共爲末用好蜜和成膏凡一切惡疽生於胸背毒大欲死者用小針將頭撥破以藥搽上一粒膏封過夜次早即破膿

咬頭膏　銅青　松香　乳香　沒藥　杏仁　生木鱉粉　草蔴仁各等分　巴豆不去油加倍　搗成膏每兩膏內加白砒一分　搗勻臨用取菉豆大一粒放患頂用膏藥蓋之潰後即揭下洗淨換貼另藥凡胎前產後忌用

替針丸　川烏　草烏　五靈脂各二錢　輕粉一分　粉霜一分　斑蝥二十個去翅足　巴豆二十個去皮　右先將二烏靈脂爲末研勻次入輕粉粉霜研勻後入巴豆斑蝥以水調和爲錠子

拔毒部

十面埋伏散　麝香一錢　蜈蚣十條　炙甲片五錢　乳香　沒藥各六錢

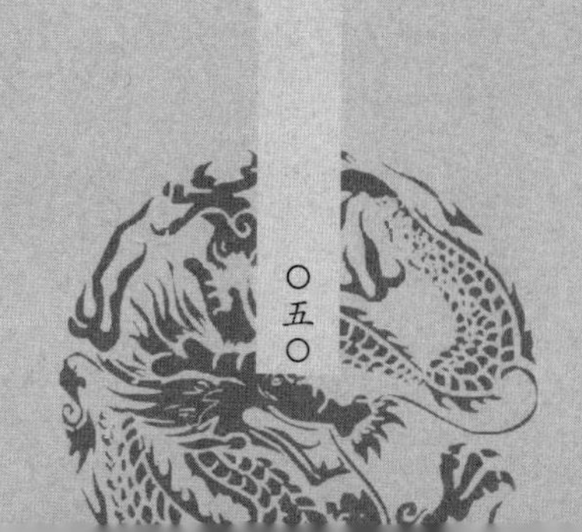

分　连头蜈蚣一条，炙　麝香一分　冰片少许　雄黄一钱

共为末，用发蜜和成膏。凡一切恶疽，生于胸背，毒大欲死者，用小针将头拨破，以药搽上一粒，膏封过夜，次早即破脓。

咬头膏　铜青　松香　乳香　没药　杏仁　生木鳖粉　草麻仁各等分　巴豆不去油，加倍　捣成膏，每两膏内加白砒一分，捣匀，临用取绿豆大一粒放患顶，用膏药盖之，溃后即揭下，洗净换贴另药。凡胎前产后忌用。

替针丸　川乌　草乌　五灵脂各二钱　轻粉一分　粉霜一分　斑蝥二十个，去翅足　巴豆二十个，去皮，

右先将二乌、灵脂为末，研匀，次入轻粉霜，研匀后，入巴豆、斑蝥，以水调和为锭子。

拔毒部

十面埋伏散　麝香一钱　蜈蚣十条　炙甲片五钱　乳香　没药各六钱，

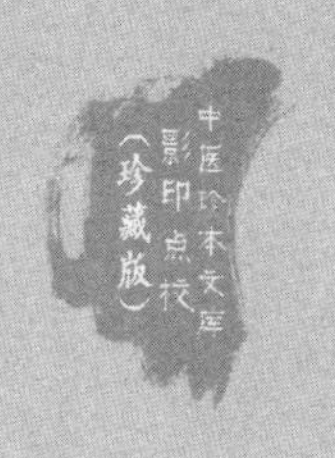

去油　蝉衣六钱　银硃四钱　僵蚕八钱，炒断丝　全蝎五钱，漂淡　带子蜂房六钱，焙燥

一切痈毒，用之自能拔毒收功。

九龙丹　斑蝥五分，去头足，糯米炒黄　乳香　没药各三分，去油　雄黄二分　血竭一分　麝香一分五厘　冰片七厘　元胡五厘　元参五厘　共为极细末，掺之拔毒生肌化腐。

附吊药　真蟾酥火酒化　雄黄　明矾　紫石英　硫黄各等分

共为末，用好酒调，一日、次日作条。

八仙丹　蜈蚣五条，全用　全蝎五只，全用，漂淡　阿魏二钱　僵蚕二钱，炒断丝　炙甲片二钱　血余炭二钱　乳香　没药各二钱，去油　血竭二钱　轻粉二钱　大梅片三分　儿茶二钱　麝香三分

浮肉不去，加巴豆霜一钱，如生肌拔毒，则以原方用。

去油　蟬衣六錢　銀硃四錢　殭蠶八錢炒斷絲　全蝎五錢漂淡　帶子蜂房六錢焙燥　一切癰毒用之自能拔毒收功

九龍丹　斑蝥五分去頭足糯米炒黃　乳香　沒藥各三分去油　雄黃二分　血竭一分　麝香一分五厘　氷片七厘　元胡五厘　元參五厘

共爲極細末摻之拔毒生肌化腐

附弔藥　眞蟾酥火酒化　雄黃　明礬　紫石英　硫黃各等分　共爲末用好酒調一日次日作條

八仙丹　蜈蚣五條全用　全蝎五只全用漂淡　阿魏二錢　殭蠶二錢炒斷絲　炙甲片二錢　血餘炭二錢　乳香　沒藥各二錢去油　血竭二錢　輕粉二錢　大梅片三分　兒茶二錢　麝香三分　浮肉不去加巴豆霜一錢　如生肌拔毒則以原方用

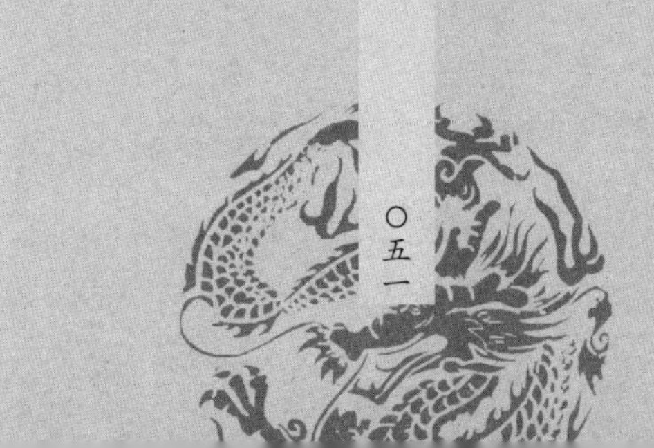

八將擒王散　蜈蚣去頭足　炒甲片　漂全蝎　蟬衣去頭足各四錢　炒殭蠶　炒蛇脫各二錢　生五倍子一兩另研極細末　麝香一錢　雄黃五錢水飛　共爲細末疔毒忌用

太白九轉還元丹　南星　白芷　半夏　花粉　川烏酒浸去皮　川貝母各三錢　草烏三錢去皮尖　麝香一錢　山茨菇五錢去毛　眞磁石五錢　右俱生晒爲末摻勿令出氣治一切癰毒未成即消已成即潰已潰即收功

八將丹　川文蛤一兩六錢去毛　乳香　沒藥各三錢去油　雄黃三錢　蜈蚣七條酒洗瓦上焙　全蝎七個漂勿焙　炙蟬衣七只　炙甲片七錢　共研末摻治一切癰疽惟疔毒不宜用

犀黃拔毒散　眞正項犀黃五分　明乳香一錢　淨沒藥一錢　豆瓣斑蝥

八将擒王散　蜈蚣去头足　炒甲片　漂全蝎　蝉衣去头足，各四钱　炒僵蚕　炒蛇脱各二钱　生五倍子一两，另研极细末　麝香一钱　雄黄五钱，水飞

共为细末，疔毒忌用。

太白九转还元丹　南星　白芷　半夏　花粉　川乌酒浸去皮　川贝母各三钱　草乌三钱，去皮尖　麝香一钱　山茨菇五钱，去毛　真磁石五钱　右俱生晒为末，掺勿令出气。治一切痈，一次未成即消，已成即溃，已溃即收功。

八将丹　川文蛤一两六钱，去毛　乳香　没药各三钱，去油　雄黄三钱　蜈蚣七条，酒洗，瓦上焙　全蝎七个，漂勿焙　炙蝉衣七只　炙甲片七钱

共研末，掺治一切痈疽，惟疔毒不宜用。

犀黄拔毒散　真正项犀黄五分　明乳香一钱　净没药一钱　豆瓣斑蝥

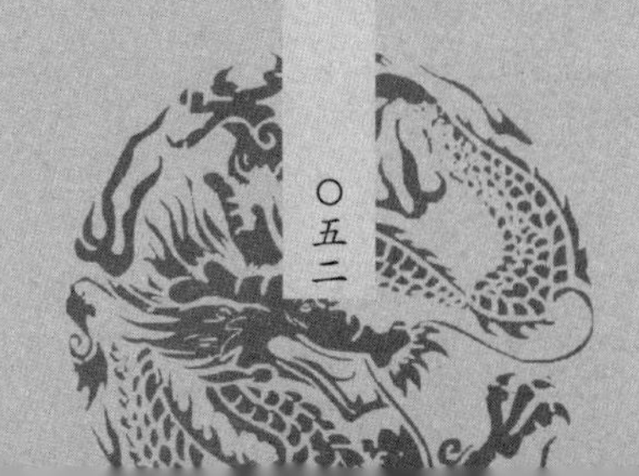

一钱　原麝五分　共制细末，掺治痈疽发背，腐肉难化，势垂危者，立刻见效。此包氏之家藏方也。

去腐部

黑灵丹　大巴豆十六两　蓖麻子五钱

俱不可去壳，安石臼内，搥匀，候天晴之日，将风炉放露天，上用铁锅，以枥炭火用长柄铲刀炒焦黑，无白油，可末为度，研极细末。凡一切顽恶毒，升丹所不能提出者，用此丹掺之神效。

黄灵丹　生白矾六钱　枯白矾三钱　腰黄一钱

共为细末，罐贮勿使有尘杂内。凡一切毒臭腐死肉不去，掺之自能生新肉。若新肉上掺之，要片刻，一见脓水湿气，其痛即止。如肉腐作痛，先将金花散掺好肉上，再用此丹掺腐上，自不疼痛，或用粉作条子亦可。

止痛部

一錢　原麝五分　共製細末摻治癰疽發背腐肉難化勢垂危者立刻見效此包氏之家藏方也

去腐部

黑靈丹　大巴豆十六兩　蓖麻子五錢　俱不可去殼安石臼內搥勻候天晴之日將風爐放露天上用鐵鍋以櫪炭火用長柄剷刀炒焦黑無白油可末爲度研極細末凡一切頑惡毒升丹所不能提出者用此丹摻之神効

黃靈丹　生白礬六錢　枯白礬三錢　腰黃一錢　共爲極細末罐貯勿使有塵雜肉凡一切毒臭腐死肉不去摻之自能生新肉若新肉上摻之要片刻一見膿水濕氣其痛即止如肉腐作痛先將金花散摻好肉上再用此丹摻腐上自不疼痛或用粉作條子亦可

止痛部

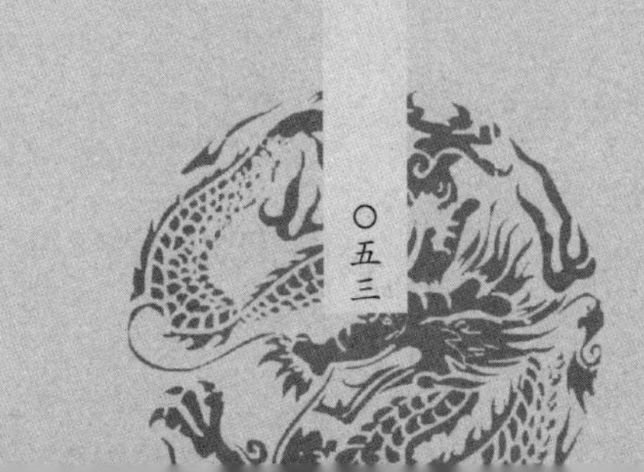

醉仙丹　川烏　草烏　乳香　没藥去油　木鱉子仁法用豆腐一塊將鱉入其中瓦上煅至腐枯取出去皮毛　白酒藥　鴉片各一錢　木香五分

共爲細末火酒法丸如彈子大每重七分　凡癰疽瘡毒值內托藥化毒之時痛不可當酒送一丸卽能止痛

動刀針外敷麻藥　川烏　草烏　細辛　南星　半夏　蟾酥各等分　共爲細末用好酒燉熟調搽待麻木不知痛痒時方可下手

內服大麻藥　香白芷　川芎　製半夏　木鱉肉　紫金皮　大茴香　牙皂　台烏藥　當歸各二兩　木香五分不見火　生川烏　生草烏各一兩　共爲末每服一錢好酒調下待麻不知疼痛方可下手若人昏沈用鹽水灌之

生肌收口部

醉仙丹　川乌　草乌　乳香　没药去油　木鳖子仁，法用豆腐一块，将鳖入其中，瓦上煅至腐枯，取出，去皮毛　白酒药　鸦片各一钱　木香五分

共为细末，火酒法丸，如弹子大，每重七分。凡痈疽疮毒，值内托药化毒之时，痛不可当，酒送一丸，即能止痛。

动刀针外敷麻药　川乌　草乌　细辛　南星　半夏　蟾酥各等分

共为细末，用好酒炖熟，调搽，待麻木不知痛痒时，方可下手。

内服大麻药　香白芷　川芎　制半夏　木鳖肉　紫金皮　大茴香　牙皂　台乌药　当归各二两　木香五分，不见火　生川乌　生草乌各一两

共为末，生服一钱，好酒调下，待麻不知疼痛，方可下手。若人昏沈（沉），用盐水灌之。

生肌收口部

十宝散　白龙骨三钱　真象皮三钱　漂海螵蛸一钱五分　赤石脂五钱　乳香二钱五分，去油　没药二钱五分，去油　血竭三钱　儿茶一钱五分　麝香二分　冰片二分五厘　共研细末，用以收口生肌。

又方　赤石脂一两，煅　冰片三钱　煅龙骨三钱　血竭　儿茶各二钱　琥珀一钱，灯芯同研　乳香　没药各一钱，去油　真象皮三钱　廉珠一钱

白云丹　轻白芦甘石一两，倾银罐内，煅至通红，倾好醋内淬七次为度。

轻粉一钱　白腊二钱　冰片一分

赤云丹　轻白芦甘石一两　黄连汁煅淬七次　大梅片三钱　水飞辰砂八钱

又方　木香三钱，不见火　水飞黄丹五钱　枯矾五钱　轻粉二钱

共为细末，用猪胆汁拌匀，晒干，再研细，掺之，神效。

十寶散　白龍骨三錢　眞象皮三錢　漂海螵蛸一錢五分　赤石脂五錢
乳香二錢五分去油　沒藥二錢五分去油　血竭三錢　兒茶一錢五分
麝香二分　冰片二分五厘　共研細末用以收口生肌
又方　赤石脂一兩煅　冰片三錢　煅龍骨三錢　血竭　兒茶各二錢　琥
珀一錢燈芯同研　乳香　沒藥各一錢去油　眞象皮三錢　廉珠一錢
白雲丹　輕白蘆甘石一兩將傾銀罐內煅至通紅傾好醋內淬七次爲度
輕粉一錢　白臘二錢　冰片一分
赤雲丹　輕白蘆甘石一兩　黄連汁煅淬七次　大梅片三錢　水飛辰砂
八錢
又方　木香三錢不見火　水飛黄丹五錢　枯礬五錢　輕粉二錢　共爲
細末用豬胆汁拌匀晒乾再研細摻之神效

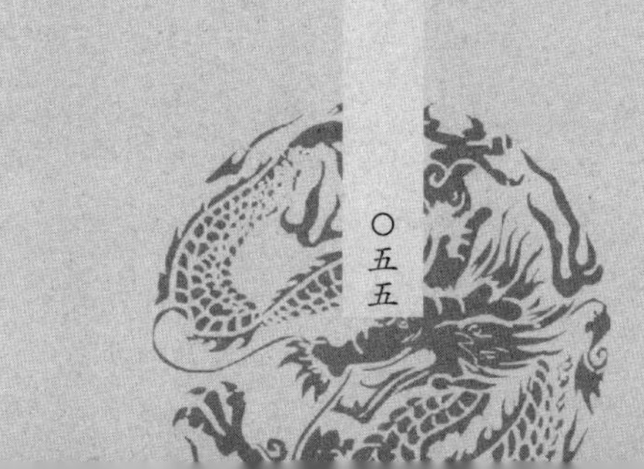

生肌散　辰砂二錢　血竭二錢　海螵蛸三錢　川貝三錢　輕粉二錢　氷片五分　龍骨三錢　寒水石五錢煅　研細末可代大昇

又方　煨嫩石羔二兩　飛滑石二兩　白龍骨二兩　枯礬五錢　海螵蛸二兩　鉛粉五錢　乾胭脂五錢　密陀僧五錢　研細末用如無膿水摻之微作疼

又方　赤石脂六兩　輕白蘆甘石三兩　二味用防風荆芥黃芩黃連黃柏連翹銀花羌活甘草等分煎濃湯煅紅淬汁內九次　嫩石羔三兩冬煨夏生爲末甘草水飛浸　白龍骨二兩煅用童便淬七次用　氷片一錢　粉口兒茶一兩　輕粉三兩　川連一錢五分　共爲細末

又方　川文蛤二錢炒　乳香去油　沒藥各一錢　枯礬五分

又方　黃靈藥四錢　乳香　沒藥　兒茶各二錢　珍珠一錢同腐製　共

生肌散　辰砂二钱　血竭二钱　海螵蛸三钱　川贝三钱　轻粉二钱　冰片五分　龙骨三钱　寒水石五钱，煅

研细末，代大升。

又方　煨嫩石羔（膏）二两　飞滑石二两　白龙骨二两　枯矾五钱　海螵蛸二两　铅粉五钱　干胭脂五钱　密陀僧五钱

研细末用，如无脓水，掺之微作疼。

又方　赤石脂六两　轻白芦甘石三两

二味用防风、荆芥、黄芩、黄连、黄柏、连翘、银花、羌活、甘草，等分煎浓汤，煅红淬汁内九次。嫩石羔（膏）三两，冬煨夏生，为末，甘草水飞浸　白龙骨二两，煅用童便，淬七次用　冰片一钱　粉口儿茶一两　轻粉三两　川连一钱五分　共为细末。

又方　川文蛤二钱，炒　乳香去油　没药各一钱　枯矾五分

又方　黄灵药四钱　乳香　没药　儿茶各二钱　珍珠一钱，同腐制　共

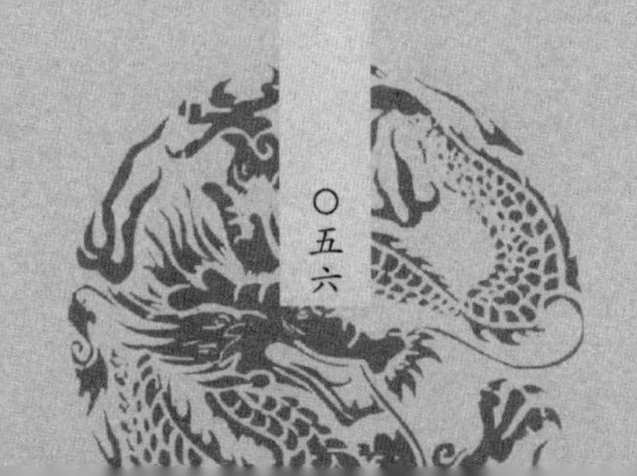

为细末。

又方 煅龙骨 海螵蛸 乳香 没药 象皮 剉末或炙 血竭 轻粉各一钱 赤石脂二钱 冰片三分 珍珠六分，同腐制研至无声 麝香少许

共为细末用。

又方 儿茶 白龙骨各一钱 轻粉 滑石各五分 冰片五厘

共为细末用，神效。

八宝丹 乳香 没药 血竭 轻粉各二钱 儿茶 白龙骨 铅粉各一钱 大梅片五分，或加白占二钱 赤石脂三钱 儿脂骨一钱 用之更妙。

生肌五宝丹 制甘石一两 珍珠五钱 轻粉三钱 琥珀二钱 冰片二分

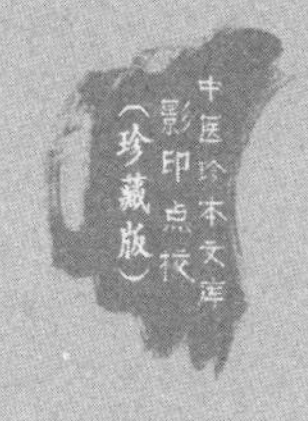

爲細末

又方 煅龍骨 海螵蛸 乳香 沒藥 象皮 剉末或炙 血竭 輕粉各一錢 赤石脂二錢 冰片三分 珍珠六分同腐製研至無聲 麝香少許共爲細末用

又方 兒茶 白龍骨各一錢 輕粉 滑石各五分 冰片五厘 共爲細末用神效

八寶丹 乳香 沒藥 血竭 輕粉各二錢 兒茶 白龍骨 鉛粉各一錢 大梅片五分 或加白占二錢 赤石脂三錢 兒脂骨一錢 用之更妙

生肌五寶丹 製甘石一兩 珍珠五錢 輕粉三錢 琥珀二錢 冰片二分

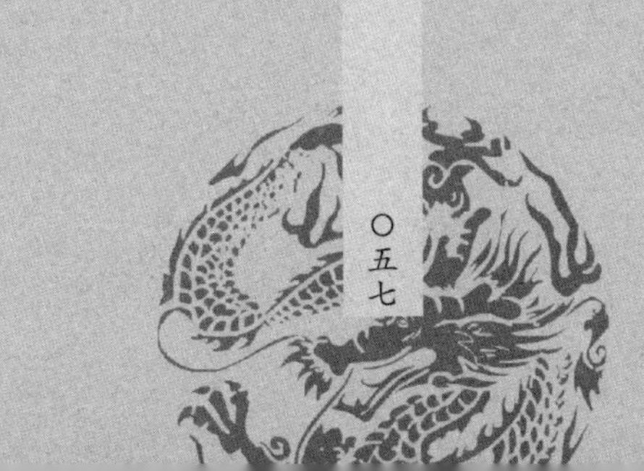

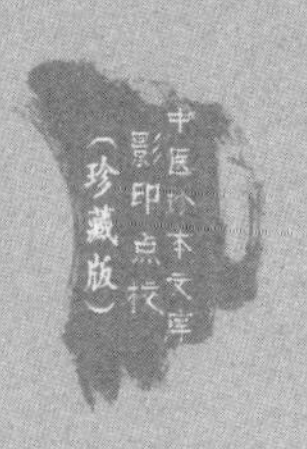

生肌七寶丹　沒藥　乳香各五分　鉛粉三錢　桃丹三錢　辰砂三分
六仙紅昇五分　川貝三錢去心　用於乳癰最妙
八寶丹　人參　犀黃各五錢　輕粉　白龍骨各一兩　廉珠　眞象皮各
八錢炙　上氷片二錢
又方　珍珠乳細　犀黃各五錢　象皮剉末　琥珀同燈芯研　煅龍骨
輕粉各一兩五錢　輕白蘆甘石三兩用童便米醋黃連汁煅淬各三次
氷片三錢
生肌定痛散　生石羔一兩爲末甘草水飛　辰砂三錢飛　氷片二分　月
石五錢
一方　去辰砂入輕粉五錢　共研末用以化腐生肌定痛
神效生肌散　煅石羔四錢　赤石脂　乳香　沒藥　輕粉　煅龍骨各二

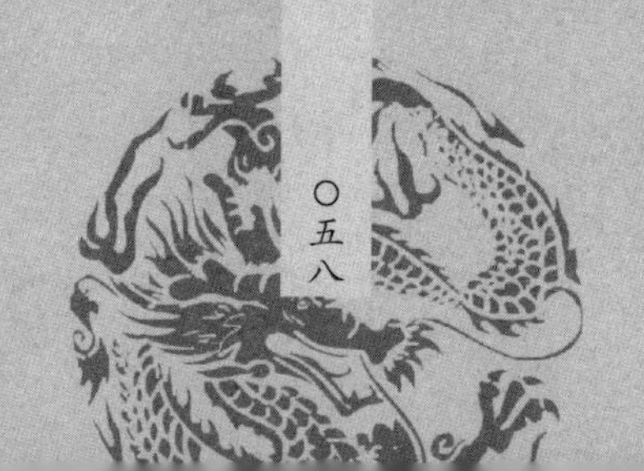

生肌七宝丹　没药　乳香各五分　铅粉三钱　桃丹三钱　辰砂三分　六仙红升五分　川贝三钱，去心

用于乳痈最妙。

八宝丹　人参　犀黄各五钱　轻粉　白龙骨各一两　廉珠　真象皮各八钱，炙　上冰片二钱

又方　珍珠乳细　犀黄各五钱　象皮剉末　琥珀同灯芯研　煅龙骨　轻分各一两五钱　轻白芦甘石三两，用童便、米醋、黄连汁煅淬各三次　冰片三钱

生肌定痛散　生石羔（膏）一两，为末，甘草水飞　辰砂三钱，飞　冰片二分　月石五钱

一方　去辰砂，入轻粉五钱

共研末，用以化腐生肌定痛。

神效生肌散　煨石羔（膏）四钱　赤石脂　乳香　没药　轻粉　煅龙骨各二

钱　血竭一钱　儿茶一钱五分　冰片五分　红升丹五钱

神妙生肌散　乳香　没药各二钱，二味灯芯同研　儿茶　血竭　海螵蛸　赤石脂各一钱　轻粉三分　龟板　鳖甲各一钱，炒　月石二钱　水银一钱　黑铅一钱

先将铅、水银同煎化，另将前药研末，入铅汞于其中，再研极细末。凡痈疽发背，诸般疮毒溃烂疼痛者，掺之神效。初起者，加黄桐一钱，作痒者，加白芷一钱。

九一丹　红升丹一钱，煨石羔（膏）九钱，研匀，掺之，能生肌收口。然须浮肉去净，方可用此。

珍珠散　又名奇效八宝丹，珍珠母即大蚌壳，须露天之左顾者，半爿刮去背后黑衣，火上煅研细，入后药研。芦甘石三两　黄连二钱，煎汁煅淬七次用　血竭三钱　儿茶一两　煨石羔（膏）三两　赤石脂三两，煅　陈年丝

錢　血竭一錢　兒茶一錢五分　冰片五分　紅昇丹五錢
神妙生肌散　乳香　没藥各二錢二味燈芯同研　兒茶　血竭　海螵蛸
赤石脂各一錢　輕粉三分　龜板　鱉甲各一錢炒　月石二錢　水銀
一錢　黑鉛一錢　先將鉛水銀同煎化另將前藥研末入鉛汞於其中再
研極細末凡癰疽發背諸般瘡毒潰爛疼痛者摻之神效初起者加黃桐一
錢作痒者加白芷一錢
九一丹　紅昇丹一錢煆石羔九錢研勻摻之能生肌收口然須浮肉去淨方
可用此
珍珠散　又名奇效八寶丹　珍珠母即大蚌殼須露天之左顧者半爿刮去
背後黑衣火上煆研細入後藥研　蘆甘石三兩　黃連二錢煎汁煆淬七
次用　血竭三錢　兒茶一兩　煆石羔三兩　赤石脂三兩煆　陳年絲

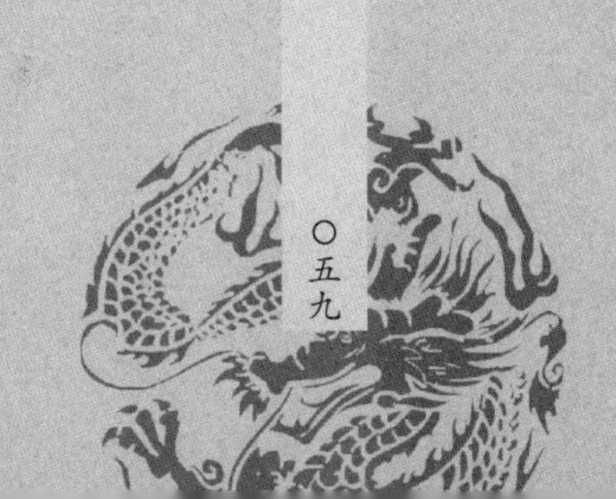

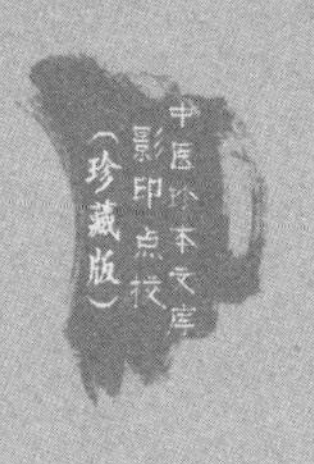

吐渣一兩煅成性　大梅片臨用時每五錢用一分

珍珠十寶散　盧甘石　黃連當歸煎濃汁煅淨九次用淨末八兩　珍珠母一錢煅淨　琥珀淨末七分　龍骨煅水飛淨四分　血竭二分　赤石脂煅水飛淨四分　辰砂水飛淨五分　鍾乳石甘草湯製一伏時水飛淨六分　象皮焙乳爲末五分　冰片每藥一錢加入二分　研細摻生肌長肉

生肌紅玉丹　炒黃丹二錢　煅龍骨二錢　煨石羔三錢　共研細摻

鯽魚散　一尾不落水去腸用之　羯羊糞傾滿魚腹爲度　將炭火烘焦存性凡背疽大潰臟府僅隔一膜候膿少欲收時爲細末大有神效兼治一切潰瘍生肌收功

又方　川連二錢　陀僧五錢　胭脂二錢　菉豆粉二錢　雄黃　輕粉各一錢

吐渣，一两，煅成性　大梅片，临用时每五钱用一分。

珍珠十宝散　芦甘石黄连当归煎浓汁，煅净九次，用净末，八两　珍珠母一钱，煅净　琥珀净末七分　龙骨煅，水飞净，四分　血竭二分　赤石脂煅，水飞净，四分　辰砂水飞净，五分　钟乳石甘草汤制一伏时，水飞净，六分　象皮焙乳为末，五分　冰片每药一钱，加入二分

研细，掺生肌长肉。

生肌红玉丹　炒黄丹二钱　煅龙骨二钱　煨石羔（膏）三钱

共研细掺。

鲫鱼散　一尾不落水，去肠用之，羯羊粪倾满鱼腹为度，将炭火烘焦存性。凡背疽大溃，藏府仅隔一膜，候脓少欲收时，为细末，大有神效，兼治一切溃疡生肌，收功。

又方　川连二钱　陀僧五钱　胭脂二钱　绿豆粉二钱　雄黄　轻粉各一钱

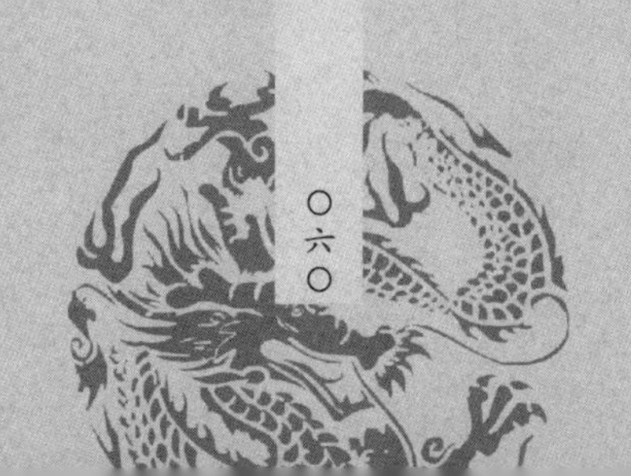

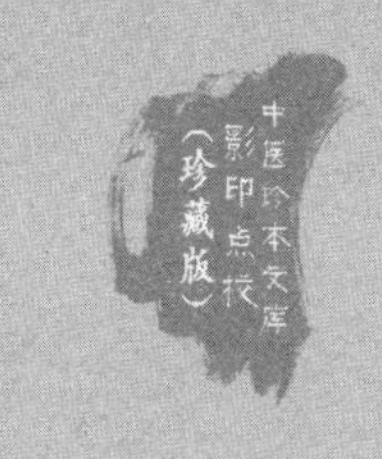

十宝丹　去油乳香粉一钱五分　去油没药一钱五分　箬竭一钱五分　辰砂一钱五分　粉口儿茶一钱五分　制甘石二两　赤石脂二两　小梅片一分五厘　煨石羔（膏）二两

共研极细末，掺之能生肌长肉，收功神效。

去管部

上品锭子　红矾一两五钱　乳香　没药　辰砂飞，各三钱　牛黄五分五厘　硼砂一钱四分，生熟各半　白信一两，煅净黑烟为度

治漏管大症。

中品锭子　白矾一两八钱五分　没药　乳香各五钱五分　辰砂五钱　牛黄四分五厘　硼砂一钱，生熟对品　金信一两五钱，煅净黑烟为度

治翻花瘿瘤等症。

下品锭子　治疔疮发背等症。

红矾三两二钱　乳香六钱　没药五钱　辰砂三钱，飞　牛黄四分五厘　硼砂一钱，生熟各半　白信三两，煅净黑

十寶丹　去油乳香粉一錢五分　去油沒藥一錢五分　箬竭一錢五分　辰砂一錢五分　粉口兒茶一錢五分　製甘石二兩　赤石脂二兩　小梅片一分五釐　煅石羔二兩　共研極細末摻之能生肌長肉收功神效

去管部

上品錠子　紅礬一兩五錢　乳香　沒藥　辰砂飛各三錢　牛黃五分五厘　硼砂一錢四分生熟各半　白信一兩煅淨黑烟爲度　治漏管大症

中品錠子　白礬一兩八錢五分　沒藥　乳香各五錢五分　辰砂五錢　牛黃四分五厘　硼砂一錢生熟對品　金信一兩五錢煅淨黑烟爲度　治翻花瘿瘤等症

下品錠子　治疔瘡發背等症　紅礬三兩二錢　乳香六錢　沒藥五錢　辰砂三錢飛　牛黃四分五厘　硼砂一錢生熟各半　白信三兩煅淨黑

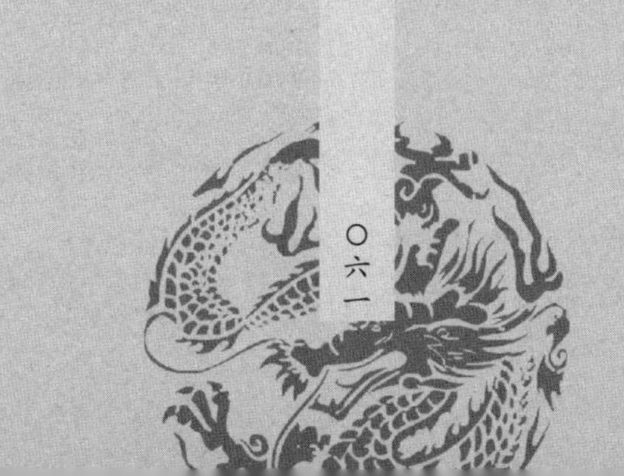

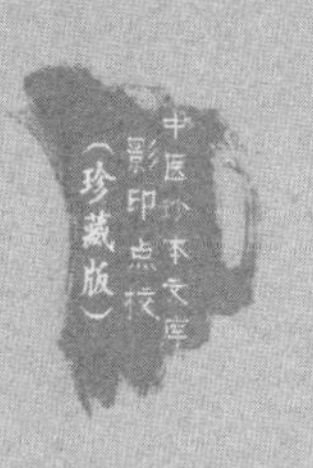

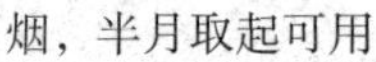

烟半月取起可用　上各依法製用麵糊和勻撚成錠子看痔漏大小深淺插入錠如肉内黑色勿上生肌散只待黑肉落盡方可上若瘡無頭太乙膏一個加用後各藥粘一粒貼之　白礬二兩　乳香三錢二分　沒藥三錢七分　辰砂四分　牛黄五分　薑黄二錢五分須酌用　白丁香一錢五分　巴豆三錢二分去淨油　共爲末或吐沫調瘡一日三次瘡破插上前錠子

三品一條鎗　明礬二兩　白信一兩五錢二味共研極細入小罐内炭火煅紅青烟已淨旋起白烟片時待上下紅徹住火取罐傾地上宿一夜取出約其末一兩配入　雄黄二錢四分　乳香一錢二分　共研極細厚糊調稠搓成線香式陰乾凡以上三品之症遇有孔者插入孔内無孔者先用針放孔竅早晚插藥二條插至三日後孔大每插十餘條插至七日患孔藥條滿

烟，半月取起可用

上各依法制用，面糊和匀，撚成锭子，看痔漏大小深浅插入锭。如肉色黑色，勿上生肌散，只待黑肉落尽，方可上。若疮无头，太乙膏一个，加用后，各药粘一粒贴之。

白矾二两　乳香三钱二分　没药三钱七分　辰砂四分　牛黄五分　姜黄二钱五分，须酌用　白丁香一钱五分　巴豆三钱二分，去净油

共为末，或吐沫调疮，一日三次，疮破插上前锭子。

三品一条枪　明矾二两　白信一两五钱

二味共研极细，入小罐内，炭火煅红，青烟已净，旋起白烟，片时待上下红彻，住火，取罐倾地上宿一夜，取出约其末一两，配入：

雄黄二钱四分　乳香一钱二分

共研极细，厚糊调稠，搓成线香式，阴干。凡以上三品之症，遇有孔者，插入孔内。无孔者，先用针放孔窍，早晚插药二条，插至三日后孔大，每插十余条，插至七日，患孔药条满

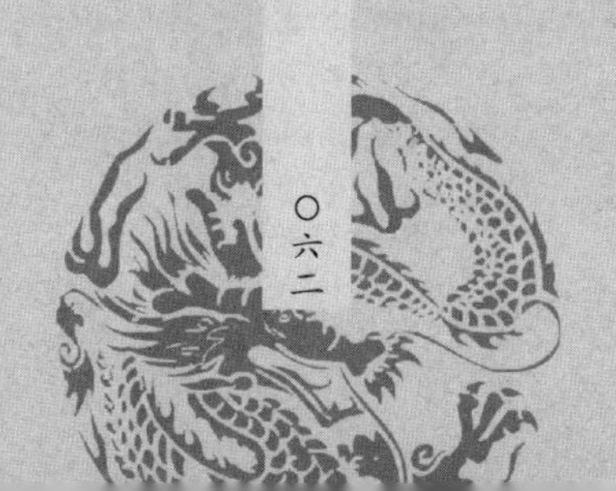

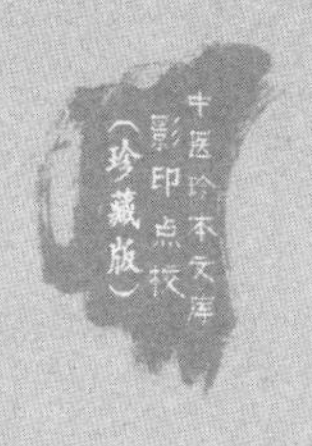

足住后，所患四边自尽，裂开大缝。候至十四日前后，疔核瘰疬痔漏诸管自然落下，随用汤洗、膏贴用药。

拔管方　紫硇砂四分　蜣螂五分　红升丹四分　冰片四分

共研细末吹入。

消漏管方　大蜣螂一个，阴干　冰片三厘

共研细，以纸撚蘸末入孔内，渐渐生肌肉，药自退出即愈。并治多骨疽，多骨退出即愈。

去疮疽中多骨法　乌骨鸡脚胫骨一对　白砒研细实骨内，盐泥固，济火煅通红，去泥研末，掺之，或以饭丸如栗（粟）米大纳入。

蜣龙丸　韮菜地上地龙一斤，以酒洗去泥，瓦上炙干，为末　蜣螂虫八个，炙干为末　刺猬皮连刺五钱，炙为末　真象牙屑一两，另为细末　川山甲一两，麻油炒黄，细末用

右共和匀，再研，炼蜜为丸，如桐子大。凡一切远年

足住後所患四邊自盡裂開大縫候至十四日前後疔核瘰癧痔漏諸管自然落下隨用湯洗膏貼用藥

拔管方　紫硇砂四分　蜣螂五分　紅昇丹四分　冰片四分　共研細末吹入

消漏管方　大蜣螂一個陰乾　冰片三厘　共研細以紙撚蘸末入孔內漸漸生肌肉藥自退出即愈並治多骨疽多骨退出即愈

去瘡疽中多骨法　烏骨雞脚脛骨一對　白砒研細實骨內　鹽泥固濟火煅通紅去泥研末摻之或以飯丸如粟米大納入

蜣龍丸　韮菜地上地龍一斤以酒洗去泥瓦上炙乾爲末　蜣螂虫八個炙乾爲末　刺猬皮連刺五錢炙爲末　眞象牙屑一兩另爲細末　川山甲一兩麻油炒黃細末用　右共和勻再研煉蜜爲丸如桐子大凡一切遠年

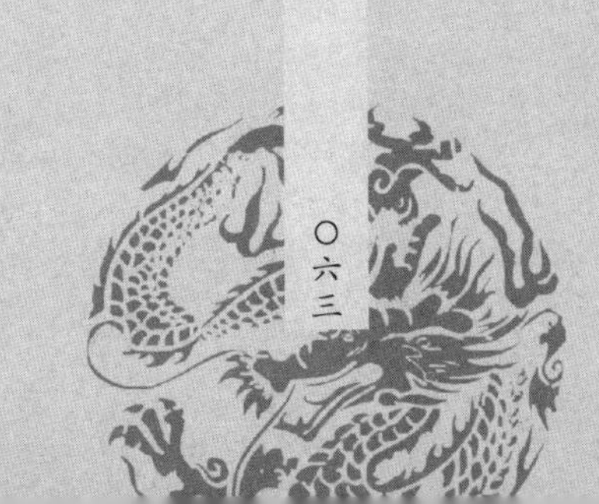

瘡毒成管膿水時流不收口者大人每服八分　小兒每服五分　開水送下服藥未完其管自能逐節推出以剪去敗管藥畢管自退盡即可收功忌口百日

八將擒王丸　帶子蜂房三錢　象牙屑五錢　殭蠶三錢　蟬蛻三錢　全蝎一對　木香三錢　乳香三錢　沒藥二錢　右共爲細末以黄占八兩滚化熬過入藥末攪勻傾水中取出爲丸如棗仁大凡一切癰疽發背瘡痔成漏每服一丸空心滚酒送下連服三日待其藥從滿口透出隔一日再服一丸至第五日再服一丸神效

漏管內消丸　刺猬皮炙　真象皮各五錢　甘草節鱉血拌炒燥一兩　小赤豆晒二兩　赤芍炒一兩　松花焙一兩　炙甲片二錢　象牙屑晒二兩　黄明膠蛤粉炒二兩　金銀花炒七錢　共爲細末以米仁磨粉水煎

外科方外奇方卷二去管部　一九

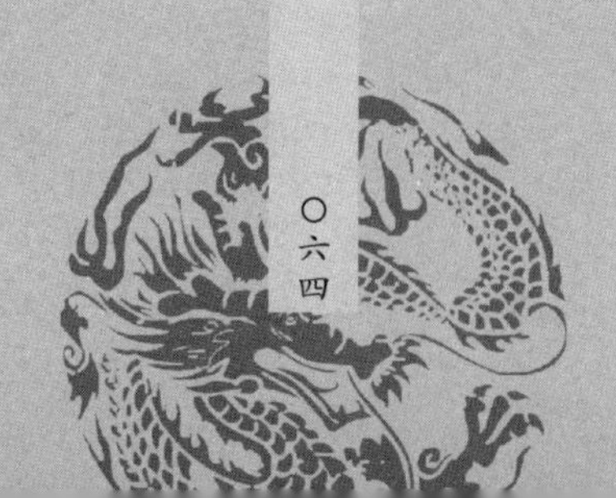

疮毒，成管脓水时流不收口者。大人每服八分，小儿每服五分，开水送下，服药未完，其管自能逐节推出，以剪去败管，药毕管自退尽，即可收功。忌口百日。

八将擒王丸　带子蜂房三钱　象牙屑五钱　僵蚕三钱　蝉蜕三钱　全蝎一对　木香三钱　乳香三钱　没药二钱

右共为细末，以黄占八两，滚化熬过，入药末搅匀，倾水中取出，为丸，如枣仁大。凡一切痈疽，发背疮痔成漏，每服一丸，空心滚酒送下，连服三日。待其药从满口透出，隔一日再服一丸，至第五日，再服一丸，神效。

漏管内消丸　刺猬皮炙　真象皮各五钱　甘草节鳖血拌炒燥，一两　小赤豆晒，二两　赤芍炒，一两　松花焙，一两　炙甲片二钱　象牙屑晒，二两　黄明胶蛤粉炒，二两　金银花炒，七钱

共为细末，以米仁磨粉，水煎，

浆糊丸，如桐子大，每钱半滚水送下。

退管神方　陈年废琉璃底庙内者三钱，麸炒透，研细末　辰砂一钱，水飞另研　人指甲一钱，麸炒研一　蝉衣一钱五分，炒研　去油乳香八分　去油没药八分　象牙末一钱，另研　枯矾八分，研末

共和匀，用黄占三钱，滚化入药，搅匀，乘热为丸，如绿豆大，无论远近成管，初服十粒，逐日渐加一粒，加至十六粒为止。以无灰酒送下，如患上身者，加川芎六分；下身者，加入牛膝六分；远年者，一料必愈；近年者，半服收功。忌葱百日。

拔管丸　炒生地四两　炒槐米二两　炙猬皮二张　象牙屑四两　酒归身二两　炒黄芪二两　广胶二两，土炒成胶　川山甲一两二钱，土炒

共为末，沙糖烊为丸，如梧子大，生服三钱。晨起灯心汤下。此方验过，年久生数管者，服两料必愈。服药时须善节养，愈后捡制好饮火酒，尤宜戒之。

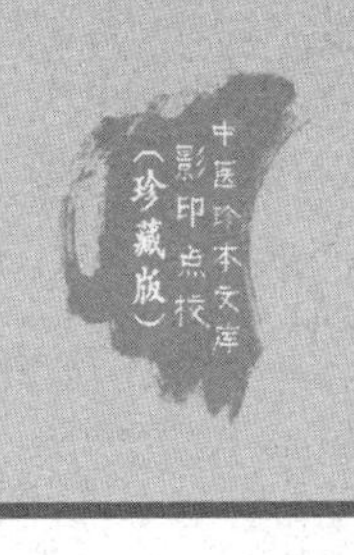

漿糊丸如桐子大每錢半滾水送下

退管神方　陳年廢琉璃底廟内者三錢麸炒透研細末　辰砂一錢水飛另研　人指甲一錢麸炒研一　蟬衣一錢五分炒研　去油乳香八分　去油沒藥八分　象牙末一錢另研　枯礬八分研末　共和勻用黃占三錢滾化入藥攪勻乘熱爲丸如菉豆大無論遠近成管初服十粒逐日漸加一粒加至十六粒爲止以無灰酒送下如患上身者加川芎六分　下身者加入牛膝六分　遠年者一料必愈近年者半服收功忌葱百日

拔管丸　炒生地四兩　炒槐米二兩　炙猬皮二張　象牙屑四兩　酒歸身二兩　炒黃芪二兩　廣膠二兩土炒成珠　川山甲一兩二錢土炒

共爲末沙糖烊爲丸如梧子大每服三錢　晨起燈心湯下此方驗過年久生數管者服兩料必愈服藥時須善節養愈後撿制好飲火酒尤宜戒之

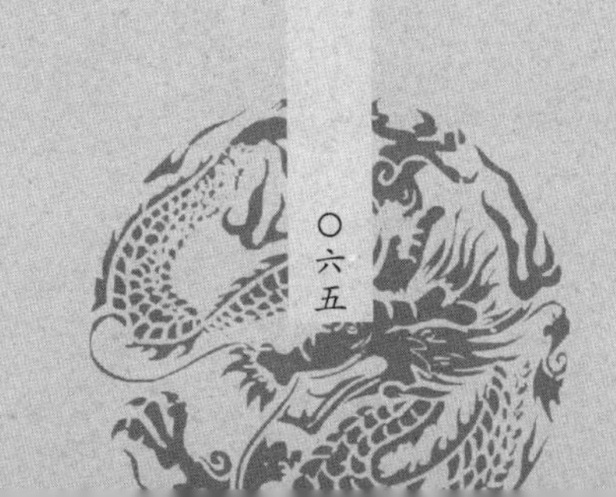

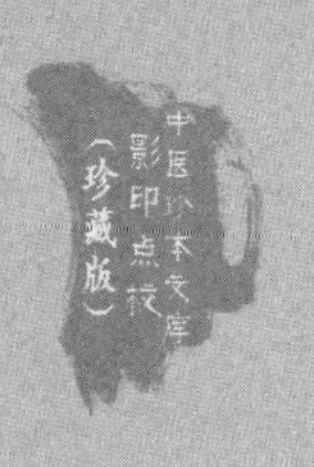

化管萬應條子　砂氫三分　大升吊七分　共研極細末米糕搗匀搓條如線香式

收胬黑龍丹　大熟地切片烘乾炒枯研細一兩　烏梅肉三錢炒炭爲末

凡惡瘡疽毒生於筋窠之間擠膿太重胬肉突出久不收縮此乃傷氣脈使然不可用降蝕腐化用此藥不過三五收功

拔管神方　白信一兩　鵝管石一兩　生明白礬一兩　飛淨明雄黃一兩　薄荷水三錢　法先將雄黃一半鋪底次將四味放中再用雄黃蓋頂煉如昇丹法煉成後約六七錢再加氷片三分　薄荷六分　沒藥三錢去油　和匀臨用以豬棕粘白茹果成線晒乾入納患處每日一次三四次後自能拔出再用收功神效

膏藥部

化管万应条子　砂氢三分　大升吊七分

共研极细，末米糕捣匀，搓条如线香式。

收胬黑龙丹　大熟地切片烘干，炒枯研细，一两　乌梅肉三钱，炒炭为末

凡恶疮疽毒，生于筋窠之间，挤脓太重，胬肉突出，久不收缩，此乃伤气脉使然，不可用降蚀腐化，用此药不过三五收功。

拔管神方　白信一两　鹅管石一两　生明白矾一两　飞净明雄黄一两　薄荷水三钱

法先将雄黄一半，铺底，次将四味放中，再用雄黄盖顶，炼如升丹法炼成后，约六七钱，再加冰片三分，薄荷六分，没药三钱，去油，和匀。临用以猪棕，粘白茹果成线，晒干入纳患处，每日一次，三四次后，自能拔出，再用收功，神效。

膏药部

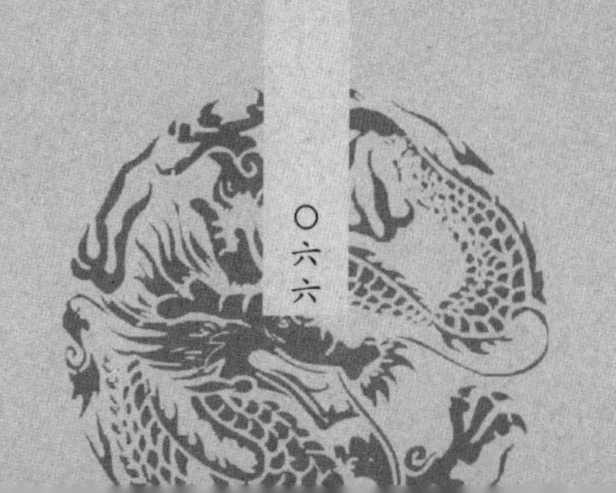

三妙膏　紫荆皮二两　独活二两　白芷二两　赤芍二两　石菖蒲二两　红花　羌活　乌梅　川黄柏　大黄　麻黄　真贝母　肉桂　细辛　黄芪　片芩　当归　防风　半夏　连翘　桃仁　续随子　荆芥　牙皂　柴胡　苦参　全蝎　牛膝　汉防己　真川连　天虫　猬皮　大戟　天花粉　良姜　鳖甲　草乌　牛蒡子各五钱　血余　甲片　白附子　海风藤各五钱　蛇蜕一条　蜈蚣三条

共药四十四味，咀切片，用香麻油二百两。入大锅内浸七日夜，再入桃、柳、槐、叶枝各二两 。每段一寸，慢火熬至药黑枯，滤去渣，将锅拭净，以密绢仍滤入锅，务要清洁为美。再用文火熬油至滴水成珠，拱起不散，大约净油一斤。配上好漂黄丹八两，炒，以一手持柳木棍，搅不住手，一手下丹，待匀，自然成膏。入预制研细末药，乳香，没药各去油，八钱，血竭、雄黄各五钱，四味另研先入

三妙膏　紫荆皮二兩　獨活二兩　白芷二兩　赤芍二兩　石菖蒲二兩　紅花　羌活　烏梅　川黄柏　大黄　麻黄　眞貝母　肉桂　細辛　黄芪　片芩　當歸　防風　半夏　連翹　桃仁　續隨子　荆芥　牙皂　柴胡　苦參　全蝎　牛膝　漢防己　眞川連　天虫　猬皮　大戟　天花粉　良薑　鱉甲　草烏　牛蒡子各五錢　血餘　甲片　白附子　海風藤各五錢　蛇蜕一條　蜈蚣三條　共藥四十四味咀切片用香麻油二百兩　入大鍋内浸七日夜再入桃柳槐葉枝各二兩　每段一寸慢火熬至藥黑枯濾去渣將鍋拭淨以密絹仍濾入鍋務要清潔爲美再用文火熬油至滴水成珠拱起不散大約淨油一斤　配上好漂黄丹八兩炒　以一手持柳木棍攪不住手　一手下丹待匀自然成膏入預製研細末藥　乳香　沒藥各去油八錢　血竭　雄黄各五錢　四味另研先入

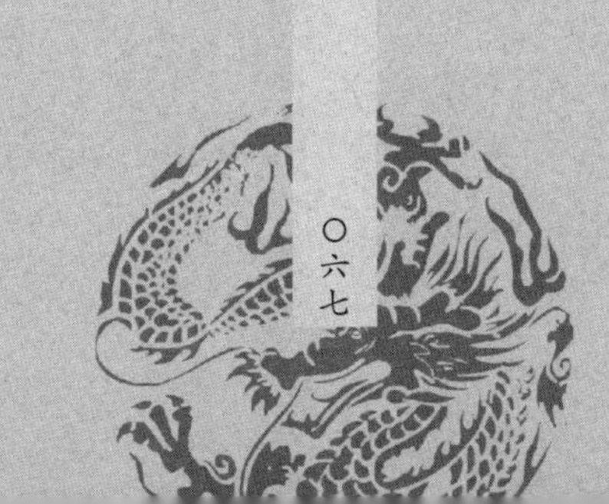

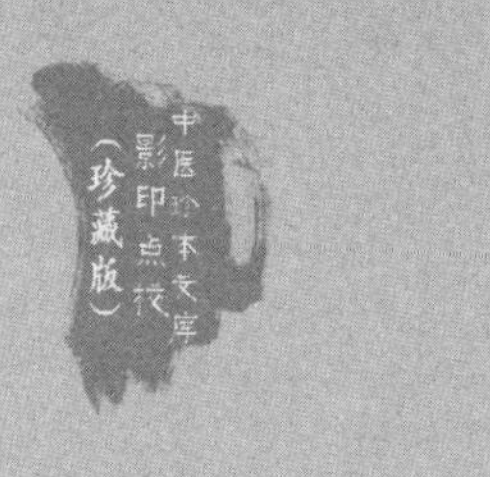

攪勻再入香珍十味　木香　沉香　降香　楓香　藿香　麝香　母丁香　眞珠　氷片各一錢　共研極細末徐徐添入攪勻再入潮腦五錢成膏收用凡毒貼之未成卽消已成卽潰已潰卽歛故名

萬應清涼膏　木鱉　萆蔴子　當歸　生地　苦參　蒼耳子各二兩　生大黃　黃芩　黃柏　赤芍　元參　天花粉　桃仁　白芷　角刺各一兩　川山甲　直殭蠶　全蝎　黃蜂房各五錢　甘草八錢　槐枝二兩　蝦蟆十四只　用蔴油七斤入前藥浸春五夏三秋七冬十日入鍋熬藥枯之去渣濾淨復入鍋內武火熬至滴水成珠爲度秤淨油一斤　入炒黃鉛粉八兩研細　徐徐攪入俟白烟起傾井水內七日出火氣攤貼治外科一切大小疽毒能提毒生肌長肉其效如神

治一切無名腫毒膏藥　川柏三兩　白芷二兩四錢　當歸二兩四錢　萆

搅匀，再入香珍十味：木香　沉香　降香　枫香　藿香　麝香　母丁香　真珠　冰片各一钱

共研极细末，徐徐添入，搅匀，再入潮脑五钱，成膏收用。凡毒贴之未成即消，已成即溃，已溃即敛，故名。

万应清凉膏　木鳖　萆麻子　当归　生地　苦参　苍耳子各二两　生大黄　黄芩　黄柏　赤芍　元参　天花粉　桃仁　白芷　角刺各一两　川山甲　直僵蚕　全蝎　黄蜂房各五钱　甘草八钱　槐枝二两　虾蟆十四只

用麻油七斤，入前药浸，春五、夏三、秋七、冬十日，入锅熬药，枯之去渣滤净，复入锅内。武火熬至滴水成珠为度，秤净油一斤。入炒黄铅粉八两，研细，徐徐搅入，俟白烟起，倾井水内七日出火气，摊贴治外科一切大小疽毒，能提毒，生肌长肉，其效如神。

治一切无名肿毒膏药

川柏三两　白芷二两四钱　当归二两四钱　萆

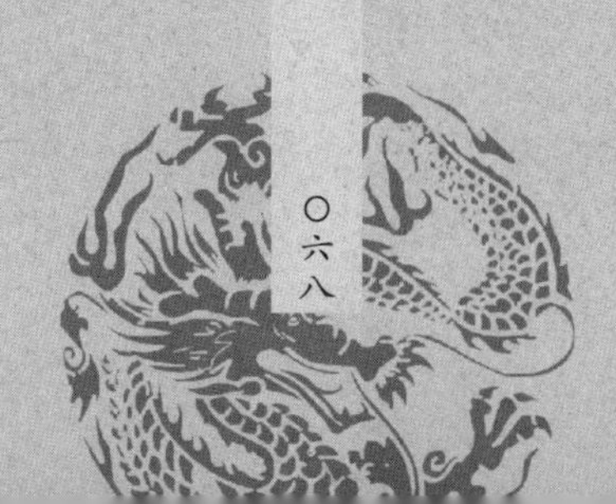

蓖子一两二钱　去油乳香三两　去油没药三两　生地二两四钱　全蝎九十只　马钱子切片，四十二个　蝉衣一两八钱　蛇蜕六条　男子发一大团　用赤芍四斤

另研细收膏，不老不嫩，浸水内出火气，摊贴。无论红肿已成未成俱效，此方自京都得来。

神效千搥膏　土木鳖子五个，去壳　白嫩松香四两，拣净　铜绿一钱，研细　明乳香二钱　没药二钱　草麻子肉七钱　巴豆肉五粒　白杏仁一钱

安石臼内捣三十余下，即收膏，浸凉水中，临时随大小用手捻成薄片，贴上疮，用绢盖之，治疮疡疔毒初起即消，并治瘰疬，连根拔出。大人臁疮，小儿善贡头，俱妙。

会通灵应膏　元参一两　马钱子二两　草麻子五钱，去壳　五倍子五钱　杏仁二两　蛇脱三钱　带子蜂房五钱　男子发一团　麻油一斤四两

蓖子一兩二錢　去油乳香三兩　去油沒藥三兩　生地二兩四錢　全蝎九十只　馬錢子切片四十二個　蟬衣一兩八錢　蛇蜕六條　男子髮一大團　用赤芍四斤　另研細收膏不老不嫩浸水內出火氣攤貼無論紅腫已成未成俱效此方自京都得來

神效千搥膏　土木鱉子五個去殼　白嫩松香四兩揀淨　銅綠一錢研細　明乳香二錢　沒藥二錢　草蔴子肉七錢　巴豆肉五粒　白杏仁一錢

安石臼內搗三十餘下即收膏浸涼水中臨時隨大小用手捻成薄片貼上瘡用絹蓋之治瘡瘍疔毒初起即消並治瘰癧連根拔出大人臁瘡小兒善頁頭俱妙

會通靈應膏　元參一兩　馬錢子二兩　草麻子五錢去殼　五倍子五錢　杏仁二兩　蛇脫三錢　帶子蜂房五錢　男子髮一團　麻油一斤四兩

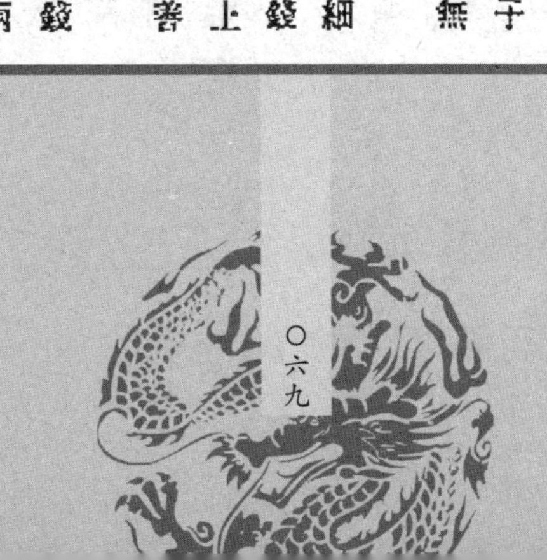

如法熬膏

千搥綠雲膏　麻油三兩以萆麻子仁四十九粒安麻油內爍枯揀去渣用麻油　葱製松香八兩　大豬膽汁三個　銅綠二兩研末　先將松脂放銅杓內爐火上滚化乃下麻油銅綠猪膽汁熬勻搗千餘下再烘烊傾入水用手扯拔百餘遍愈拔其色愈綠貯瓦罐內蓋好聽用以油紙攤貼瘡能呼膿拔毒消腫定痛如遇善貢頭用細布攤貼一次其膿自能拔淨不必再換

生肌玉紅膏　當歸二兩　白芷五錢　紫草二錢　甘草一兩二錢　白占二兩研細　輕粉四錢研細　用麻油一斤　將前藥浸七日煎至藥枯瀝去渣將藥再熬至滴水成珠下白占攪勻次下血竭待冷再下輕粉待成膏蓋好凡一切癰疽發背對口大毒腐去孔深見膈膜者此膏填塞瘡口自能生肌長肉收口爲外科聖藥

如法熬膏。

千搥绿云膏　麻油三两，以草麻子仁四十九粒，安麻油内爍枯，拣去渣，用麻油，葱制松香八两，大猪胆汁三个，铜绿二两，研末。先将松脂放铜杓内，炉火上滚化，乃下麻油、铜绿、猪胆汁，熬匀，捣千余下，再烘烊，倾入水，用手扯拔百余遍。愈拔其色愈绿，贮瓦内，盖好听用。以油纸摊贴疮，能呼脓拔毒，消肿定痛。如遇善贡头，用细布摊贴一次，其脓自能拔净，不必再换。

生肌玉红膏　当归二两　白芷五钱　紫草二钱　甘草一两二钱　白占二两，研细　轻分四钱，研细

用麻油一斤，将前药浸七日，煎至药枯，沥去渣，将药再熬至滴水成珠，下白占搅匀。次下血竭，待冷再下轻粉，待成膏盖好。凡一切痈疽发背，对口大毒，腐去孔深，见膈膜者，此膏填塞疮口，自能生肌长肉，收口，为外科圣药。

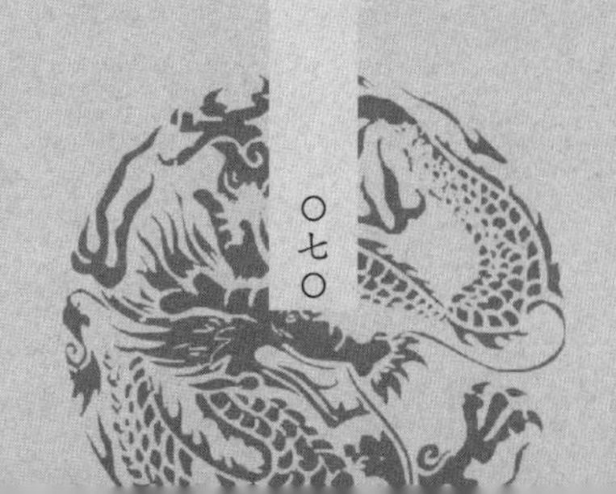

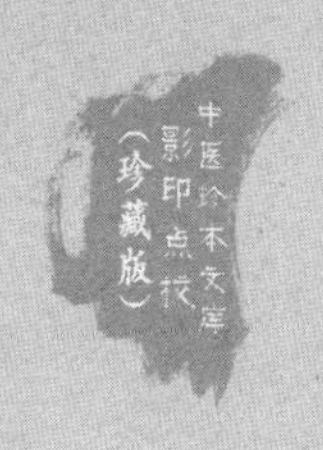

拔疔红膏　上血标水飞，一钱　草麻子仁二钱　松香五钱　黄丹一钱　轻粉五分

共捣成膏。凡一切无名肿毒，将疔头用银针挑破，用膏一小团，安膏药上，居中贴之，疔即拔出，或畏疼，不挑破亦可。

拔疔黑膏　松香二两，先用桑柴灰汁入锅内同煮烂取出，纳冷水中，少时再同灰汤煮，煮后再纳水中，至松香色如玉为度

白占一两，研末　乳香三钱，去油研末　黄占一两，研末　没药三钱，去油研　铜绿五钱，研　真百草霜五钱，研细，须要野山人家将锅底刮后，专烧茅草柴取烂煤灰　麻油六钱

择吉净室修合，忌妇人鸡犬，及孝服人见。用桑柴火煎，先将麻油入锅滚，次下松香末。候稍滚三，下白占末；候稍滚四，下黄占末；候稍滚五，下乳香末；候稍滚六，下没药末；候稍滚七，下铜绿末；候稍滚八，下百草霜末。滚过数次，于锅冷透，搓成条子，磁器内，蜡封口。临用时，以龙眼核大一粒，呵软贴

拔疔紅膏　上血標水飛一錢　草麻子仁二錢　松香五錢　黄丹一錢
輕粉五分　共搗成膏凡一切無名腫毒將疔頭用銀針挑破用膏一小團
安膏藥上居中貼之疔即拔出或畏疼不挑破亦可
拔疔黑膏　松香二兩先用桑柴灰汁入鍋内同煮爛取出納冷水中少時再
同灰湯煮煮後再納水中至松香色如玉爲度　白占一兩研末　乳香三
錢去油研末　黄占一兩研末　沒藥三錢去油研　銅緑五錢研　眞百
草霜五錢研細須要野山人家將鍋底刮後專燒茅草柴取爛煤灰　麻油
六錢　擇吉淨室修合忌婦人雞犬及孝服人見用桑柴火煎先將麻油入
鍋滾次下松香末候稍滾三下白占末候稍滾四下黄占末候稍滾五下乳
香末候稍滾六下沒藥末候稍滾七下銅緑末候稍滾八下百草霜末滾過
數次於鍋冷透搓成條子磁器内蠟封口臨用時以龍眼核大一粒呵軟貼

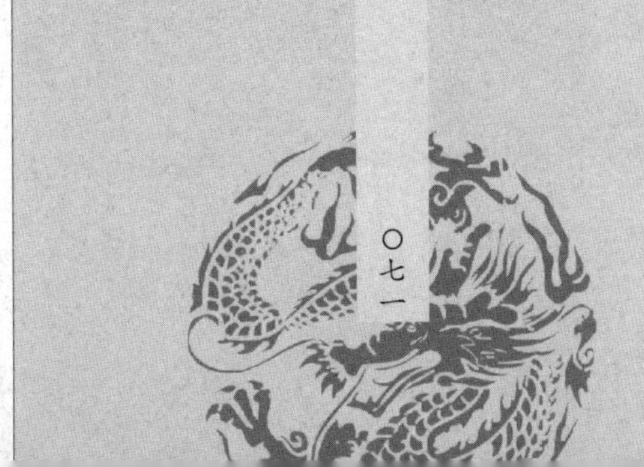

患處如疔毒一貼卽咬住不放若非疔毒則屢貼屢落此能立刻止疔毒痛次日卽愈貼後忌腥辣沸湯熱食豆腐生冷煎炒茄子黃瓜酒麪發物葱蒜飲酒行房又忌冷水洗及大麻花已走黃者一服必愈眞妙方也

又方　松香六兩以白布一方包浸童便中每五六日一換浸至一月取出用葱湯於石罐內將松香煮之極透而軟放冷水如掛粉狀細細握捏仍令其硬再還原湯中煮軟煮後再捏如前法令其色白如粉者用　萆麻子肉二兩去油　千金霜二兩去油淨　乳香　沒藥各去油七錢　桃紅一兩五錢去皮尖　銅青　靈磁石各一兩五錢火煅通紅醋淬七次　以上各揀道地多辦分兩如法製好秤準分兩先將萆麻子肉桃仁搗爛如泥次將五味入搗成膏後入松香等搗成團盛磁器內上口封好放在地每用不可見火以津液潤軟攤藍布上貼先將銀針挑破疔頭患痛不挑亦可以一丸可

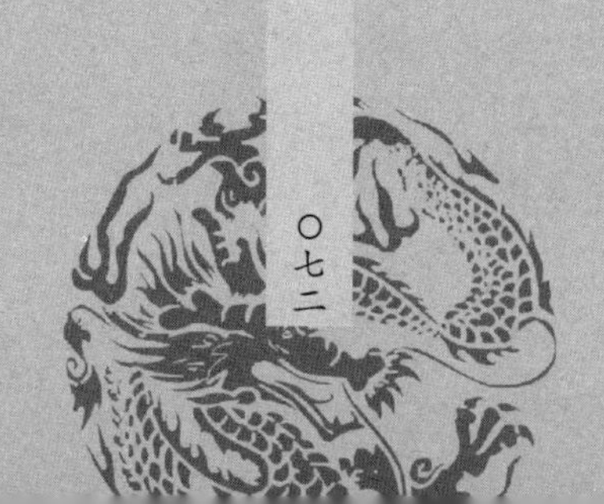

患处。如疔毒，一贴即咬住不放。若非疔毒，则屡贴屡落，此能立刻止疔毒痛，次日即愈。贴后忌腥辣，沸汤，热食，豆腐，生冷，煎炒，茄子，黄瓜，酒面，发物，葱蒜，饮酒，行房。又忌冷水洗，及大麻花，已走黄者，一服必愈，真妙方也。

又方　松香六两，以白布一方，包浸童便中，每五六日一换，浸至一月，取出，用葱汤于石罐内，将松香煮之极透而软，放冷水。如挂粉状，细细握捏，仍令其硬，再还原汤中煮软，再捏如前法。令其色白如粉者用。萆麻子肉二两，去油　千金霜二两，去油净　浮香　没药各去油，七钱　桃红一两五钱，去皮尖　铜青　灵磁石各一两五钱，火煅通红，醋淬七次

以上各拣道地，多办分两，如法制好，秤准分两，先将萆麻子肉、桃仁捣烂如泥。次将五味入捣成膏，后入松香等捣成团，盛磁器内，上口封好，放在地。每用不可见火，以津液润软，摊蓝布上，贴先将银针挑破疔头，患痛不挑，亦可以一丸可

治二三人。

发背膏　去油乳香　去油没药　血竭　儿茶　铅粉　黄丹九炒九淘　红银珠漂，各四两　铜绿三钱

共研至无声为度，用时随症大小取夹油连史纸一块，以针多刺小孔，每张准秤药末五钱，真麻油调摊纸上，再用油纸一块盖之，周围用线缝好，贴患处，用软绢扎紧。过三日，好膏揭开，浓煎葱汤，净软绢拭干，将膏翻过，再用针如前刺小孔贴之。至重者用两张。

鲫鱼膏　大虾蟆七个　活乌背鲫鱼十二两　麻油二斤，文武火熬枯，去药渣，再熬至滴成珠离火，再入轻粉四两　铅粉十二两　搅成膏，收藏，临用摊贴。

白膏药　净巴豆油十三两　净草麻肉十二两　香油三斤　虾蟆五只，口内各衔男子发一团　活鲫鱼十尾

先将巴豆、草麻肉浸油内三日，再入虾蟆浸

治二三人

發背膏　去油乳香　去油沒藥　血竭　兒茶　鉛粉　黃丹九炒九淘紅銀硃漂各四兩　銅綠三錢　共研至無聲為度用時隨症大小取夾油連史紙一塊以針多刺小孔每張準秤藥末五錢真麻油調攤紙上再用油紙一塊蓋之周圍用線縫好貼患處用軟絹紮緊過三日好膏揭開濃煎葱湯淨軟絹拭乾將膏翻過再用針如前刺小孔貼之至重者用兩張

鯽魚膏　大蝦蟆七個　活烏背鯽魚十二兩　麻油二斤文武火熬枯去藥渣再熬至滴成珠離火再入輕粉四兩　鉛粉十二兩　攪成膏收藏臨用攤貼

白膏藥　淨巴豆油十三兩　淨草蔴肉十二兩　香油三斤　蝦蟆五只口內各銜男子髮一團　活鯽魚十尾　先將巴豆草蔴肉浸油內三日再入蝦蟆浸

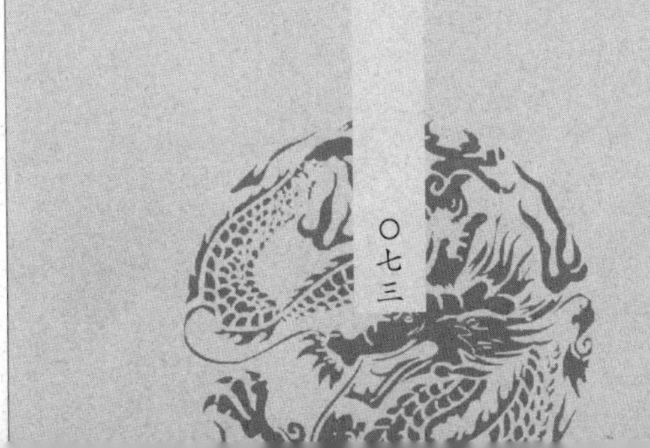

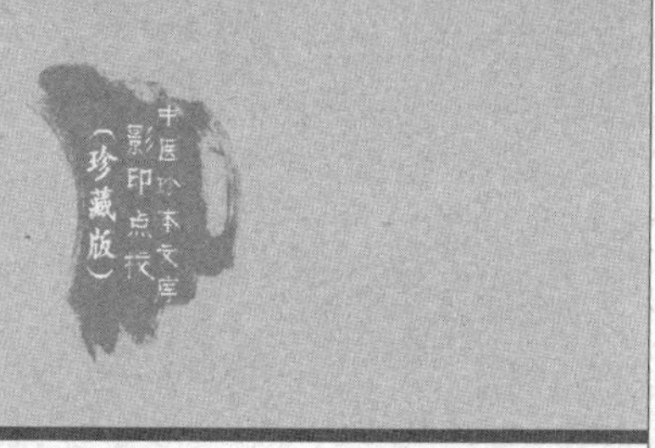

一宿臨熬入鯽魚共煤枯瀝去渣再熬至滴水成珠離火傾淨鍋內加鉛粉二斤半炒黃研細　乳香五錢研末　攪成膏凡諸瘡腫毒潰破流膿攤貼

京都硇砂膏　鮮桃柳桑槐枝各五尺　紅山梔八十個　頭髮一兩二錢炙甲片六錢　象皮六錢　以麻油四斤　煤枯去渣再熬至滴水成珠加入飛黃丹一斤半　攪成膏再入　眞硇砂三錢　血竭一錢　兒茶二錢三味另研末　共攪極勻出火氣凡除疔瘡外一切惡瘡癰疽發背攤貼能去腐消堅並諸般瘡癤痰核硬塊其勢成者亦能大化爲小

九香膏　白芨一兩　丁香五錢　白芷一兩　乳香　沒藥各一兩去油辰砂三錢　麝香五分　冰片一錢　爲極細末用前清凉膏油一斤四兩滚化和勻凡一切癰疽發背瘡毒量毒大小以包柿漆銀粉紙攤貼未成即消已成即潰即拔毒收功

一宿。临熬入鲫鱼共煤枯，沥去渣，再熬至滴水成珠，离火倾净锅内，加铅粉二斤半，炒黄研细　乳香五钱，研末　搅成膏。凡诸疮肿毒，溃破流脓，摊贴。

京都硇砂膏　鲜桃、柳、桑、槐、枝各五尺　红山栀八十个　头发一两二钱　炙甲片六钱　象皮六钱

以麻油四斤，煤枯去渣，再熬至滴水成珠，加入飞黄丹一斤半　搅成膏再入真硇砂三钱　血竭一钱　儿茶二钱

三味另研末，共搅极匀，出火气。凡除疔疮外，一切恶疮，痈疽发背，摊贴，能去腐消坚，并诸般疮疖，痰核石硬块，其势成者，亦能大化为小。

九香膏　白芨一两　丁香五钱　白芷二两　乳香　没药各一两，去油　辰砂三钱　麝香五分　冰片一钱

为极细末，用前清凉膏油一斤四两，滚化和匀。凡一切痈疽发背，疮毒，量毒大小，以包柿漆、银粉纸摊贴，未成即消，已成即溃，即拔毒收功。

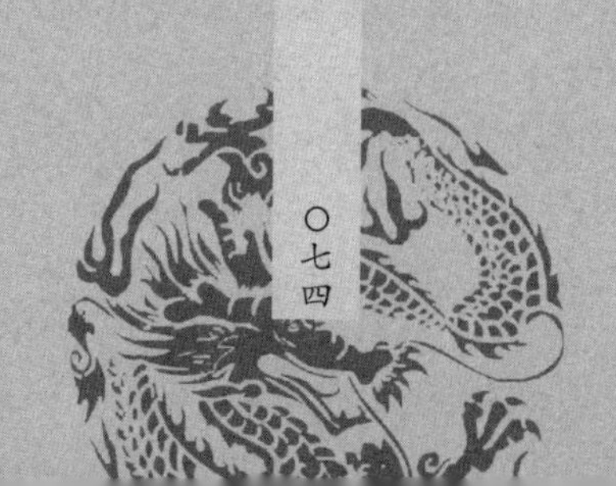

巴鲫膏 巴豆肉五钱 闹羊花二两 番木鳖五钱，切碎 川乌五钱，切片 草乌五钱，切片 革麻肉三两 川山甲二两 商陆一两，切 漏芦一两 苍耳子四两 全当归二两 元参二两 白芨五钱 白蔹二两 大黄三两 黄牛爪一两 两头尖三两 猪甲爪一两 虾蟆干二两，挂死者 大羊角三只 大鲫鱼一对

用麻油五斤浸，春五、夏三、秋七、冬十日。候日数毕，入锅内，桑柴火熬至药枯，用绢滤净渣。将油再入锅内，慢火熬沸，渐入飞净血丹廿四两。以槐柳条不住手搅，待滴水成珠，将锅掇下，取水盆相稳，搅至烟净，再入上安桂四钱，乳香末四钱，没药末四钱，轻粉末，好芸香末各四钱。各渐入搅匀，倾入水内，以柳棍搂成块，再换冷水，将膏作数十团，用坛水浸埋地下退火毒。凡小疖大痈，用细纸摊贴。

大土膏 大黄二两 香附七钱 生地一两 革麻子二两 木鳖子一两

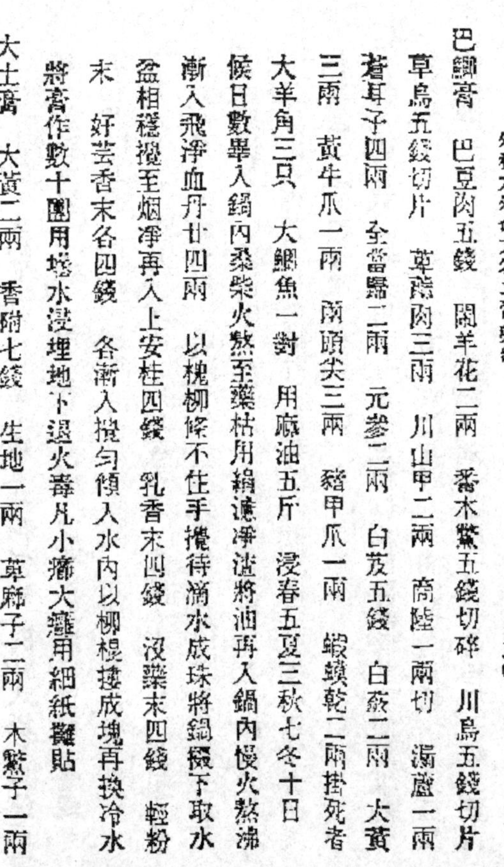
外科方外奇方卷二膏藥部　三〇

巴鯽膏　巴豆肉五錢　鬧羊花二兩　番木鱉五錢切碎　川烏五錢切片
草烏五錢切片　萆蔴肉三兩　川山甲二兩　商陸一兩切　漏蘆一兩
蒼耳子四兩　全當歸二兩　元參二兩　白芨五錢　白蘞二兩　大黃
三兩　黃牛爪一兩　兩頭尖三兩　豬甲爪一兩　蝦蟆乾二兩挂死者
大羊角三只　大鯽魚一對　用蔴油五斤　浸春五夏三秋七冬十日
候日數畢入鍋內桑柴火熬至藥枯用絹濾淨渣將油再入鍋內慢火熬沸
漸入飛淨血丹廿四兩　以槐柳條不住手攪待滴水成珠將鍋撥下取水
盆相穩攪至烟淨再入上安桂四錢　乳香末四錢　沒藥末四錢　輕粉
末　好芸香末各四錢　各漸入攪勻傾入水內以柳棍摟成塊再換冷水
將膏作數十團用壜水浸埋地下退火毒凡小瘡大癰用細紙攤貼
大土膏　大黃二兩　香附七錢　生地一兩　萆蔴子二兩　木鱉子一兩

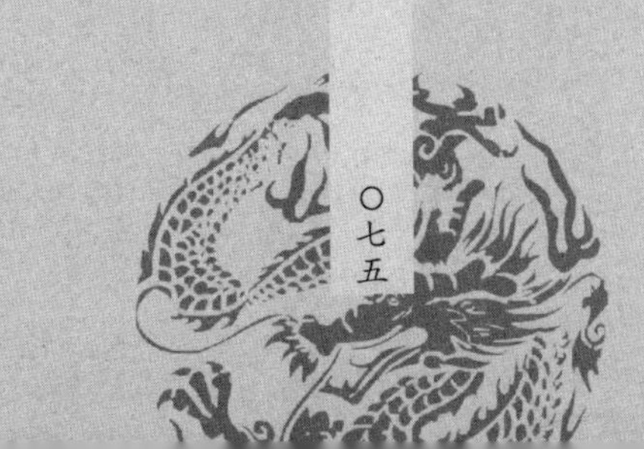

五倍子七錢 大戟八錢 甘遂七錢 芫花七錢 肉桂八錢 川連五錢 麻黃八錢 三稜一兩 杏仁七錢 蓬莪朮八錢 檳榔 全蝎 川山甲 草烏 獨活 細辛 防風 厚朴 元參 天花粉 桃仁 皂角 川烏 巴豆 羌活 白芷各八錢 當歸一兩五錢 川柏八錢 枳實八錢 蛇蛻五錢 蜈蚣五錢 用眞香油六斤 浸五日熬去渣至滴水成珠加蜜陀僧四兩 飛黃丹二斤四兩 熬至不老不嫩收貯埋地下三日出火毒凡一切外症并肝胃氣隨時攤貼治法另有引單熬膏時須要虔誠切忌汚穢及婦人雞犬之類

白膏藥 蘆甘石一兩先用黃芩黃連黃柏以童便濾汁將甘石傾銀罐內煅通紅淬九次 水龍骨一兩 去油乳香 去油沒藥各五錢 川連五錢 煅龍骨五錢 宮粉一兩 麝香五分 冰片一錢 眞輕粉三錢 黃占

五倍子七钱　大戟八钱　甘遂七钱　芫花七钱　肉桂八钱　川连五钱　麻黄八钱　三棱一两　杏仁七钱　蓬莪术八钱　槟榔　全蝎　川山甲　草乌　独活　细辛　防风　厚朴　元参　天花粉　桃仁　皂角　川乌　巴豆　羌活　白芷各八钱　当归一两五钱　川柏八钱　枳实八钱　蛇蜕五钱　蜈蚣五钱

用真香油六斤，浸五日，熬去渣，至滴水成珠，加蜜陀僧四两，飞黄丹二斤四两，熬至不老不嫩，收贮，埋地下三日，出火毒。凡一切外症，并肝胃气，随时摊贴，治法另有引，单熬膏时，须要虔诚。切忌污秽，及妇人鸡犬之类。

白膏药　芦甘石一两，先用黄芩、黄连、黄柏，以童便滤汁，将甘石倾银罐内，煅通红，淬九次　水龙骨一两　去油乳香　去油没药各五钱　川连五钱　煅龙骨五钱　宫粉一两　麝香五分　冰片一钱　真轻粉三钱　黄占

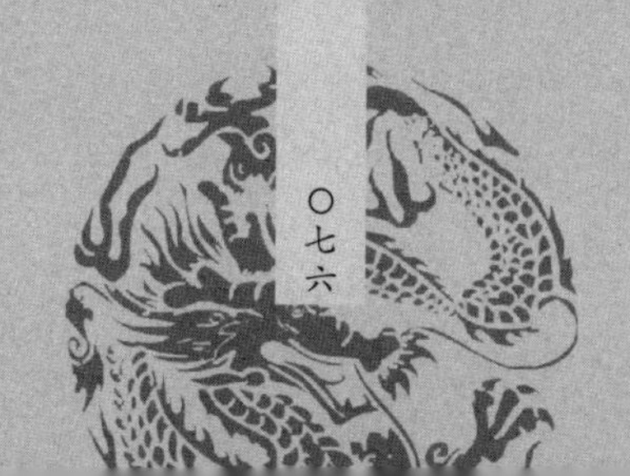

三两　白占一两

共为细末，用公猪油四两，先熬去渣，入二占滚化，略冷。然后入药末，搅成膏。若硬加香油些些。凡一切夏月疮毒，不收口，并伤筋，手疮膁疮，摊贴，神效。

阳和解凝膏　香油十斤，生用　入鲜大力子根叶梗全用，三斤，活白凤仙梗四两，同煎枯，去渣，次日入当归　肉桂　附子　桂枝　大黄　官桂　川乌　地龙　僵蚕　赤芍　白芷　白蔹　白芨各二两　川芎四钱　防风　荆芥　木香　陈皮　香橼　川断　五灵脂各一两

候煎枯，滤去渣，隔一宿，油冷后，见过斤两，每油一斤入炒透，淘丹七两，搅匀以文武火，熬至滴水成珠，不粘指为度。离火取乳香末二两，去油　没药末二两，去油　苏合油四两　麝香一两，研细　入膏内搅匀，半月后即可摊贴。凡一切腐烂阴疽陈疮，贴一夜全消，溃者三张全愈。如疟疾，贴背亦妙。

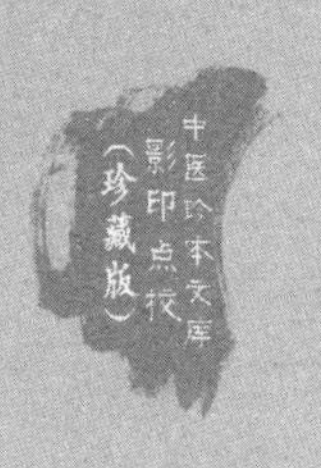

三兩　白占一兩　共爲細末用公猪油四兩　先熬去渣入二占滚化略冷然後入藥末攪成膏若硬加香油些些凡一切夏月瘡毒不收口并傷筋手瘡膁瘡攤貼神效

陽和解凝膏　香油十斤生用　入鮮大力子根葉梗全用三斤　活白鳳仙梗四兩　同煎枯去渣次日入當歸　肉桂　附子　桂枝　大黄　官桂　川烏　地龍　殭蠶　赤芍　白芷　白蘞　白芨各二兩　川芎四錢　防風　荆芥　木香　陳皮　香橼　川斷　五靈脂各一兩　候煎枯濾去渣隔一宿油冷後見過斤兩每油一斤入炒透淘丹七兩　攪匀以文武火熬至滴水成珠不粘指爲度離火取乳香末二兩去油　沒藥末二兩去油　蘇合油四兩　麝香一兩研細　入膏内攪匀半月後即可攤貼凡一切腐爛陰疽陳瘡貼一夜全消潰者三張全愈如瘧疾貼背亦妙

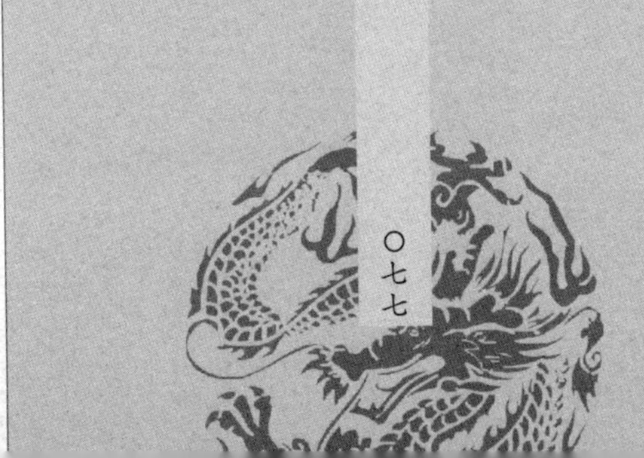

烏龍膏　當歸　白芨　連翹　蟬衣　大紅各二兩，羌活　獨活　川烏
草烏各一兩　細生地　血餘　大黃　淨銀花　番木鱉各四兩　麻黃
一兩五錢　澤蘭五錢　全蝎二兩　炒甲片二兩　蝦蟆五十只　瞎地
鱉蛇兩條　大蜈蚣百條三毒俱要活　麻油五斤　桐油八兩　桃柳桑
枝各三十段每長三寸　薑八兩　葱八兩　法先將枝熬枯取出令丐者
將瞎地鱉蛇活放入鍋急將鍋蓋拏住至蛇不動時再入蝦蟆後將前藥川
山甲蜈蚣全蝎等熬至藥枯黑濾去渣將鍋抹淨再以密絹濾油入鍋用文
武火熬至滴水成珠離火再入上好洋丹三斤　一手下丹一手揚硬木棍
不住手攪勻成膏再入乳香　沒藥各三錢去油　麝香　冰片各五錢四
味預另研和勻　徐徐摻入攪極勻成膏收貯出火毒凡癰疽發背對口搭
手一切無名腫毒惡瘡貼之未成即消已成即潰可以不假升丹之力而能

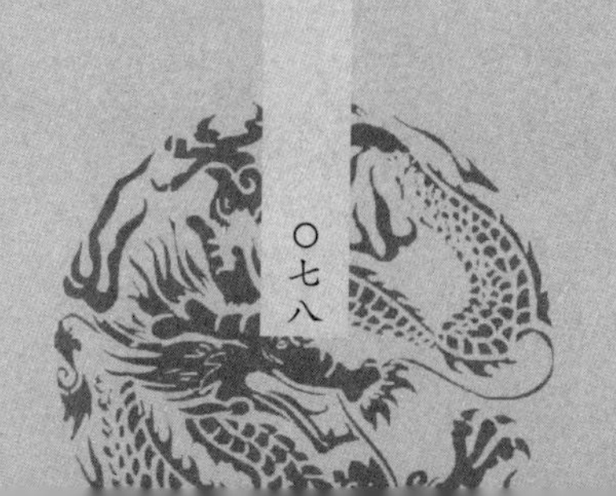

乌龙膏　当归　白芨　连翘　蝉衣　大红各二两　羌活　独活　川乌　草乌各一两　细生地　血余　大黄　净银花　番木鳖各四两　麻黄一两五钱　泽兰五钱　全蝎二两　炒甲片二两　虾蟆五十只　瞎地鳖蛇两条　大蜈蚣百条，三毒俱要活　麻油五斤　桐油八两　桃、柳、桑枝各三十段，每长三寸　姜八两　葱八两

法先将枝熬枯取出，令丐者将瞎地鳖蛇活放入锅，急将锅盖拏住，至蛇不动时，再入虾蟆，后将前药川山甲、蜈蚣、全蝎等熬至药枯黑，滤去渣。将锅抹净，再以密绢滤油入锅，用文武火熬至滴水成珠，离火再入上好洋丹三斤。一手下丹，一手扬硬木棍，不住手搅匀成膏，再入乳香　没药各三钱，去油　麝香　冰片各五钱　四味预另研和匀，徐徐掺入，搅极匀成膏，贮出火毒。凡痈疽发背，对口搭手，一切无名肿毒恶疮，贴之未成即消，已成即溃，可以不假升丹之力，而能

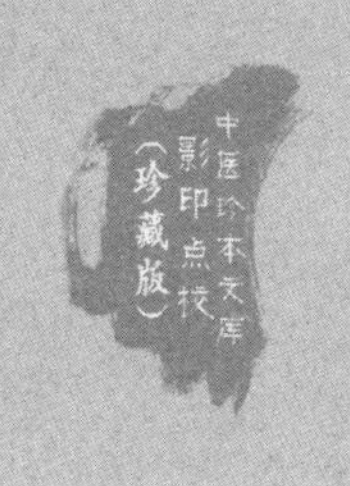

去腐止痛，拔毒收功。

不二膏　金石斛十六两，去根　乳香四两八钱，去油　川贝十六两，去心　没药四两八钱，去油　明天麻六两八钱　粉草六两四钱　巴豆肉五两四钱，去油

用大麻油十二斤，浸数日，煎时下以活雄鲫鱼两尾，煎枯去渣存油。另用铅粉炒黄研细二斤，筛下收膏。凡痰症疬串乳疖，一切无名肿毒，贴之神效。如乳疖未溃者，少加潮脑于膏上。

仙授神效药纸　端午蕲艾四五斤，煎浓汁，去渣，入粒子红花四两，煎一炷香，再入去油乳香、去油没药各八两，研细末，煎一炷香。再入真象皮末四两，煎一炷香，加入牛皮胶二斤。煎至胶化汁粘为度，用羊毫排笔蘸药汁，搽刷大红纸上阴干。凡狗咬虫蠡，蛇伤并跌打破皮，及一切烂膀疖，用津唾润软贴之，速能奏效，真神方也。

去腐止痛拔毒收功

不二膏　金石斛十六兩去根　乳香四兩八錢去油　川貝十六兩去心　沒藥四兩八錢去油　明天麻六兩八錢　粉草六兩四錢　巴豆肉五兩四錢去油　用大麻油十二斤　浸數日煎時下以活雄鯽魚兩尾　煎枯去渣存油另用鉛粉炒黃研細二斤　篩下收膏凡痰症癧串乳癤一切無名腫毒貼之神效如乳癤未潰者少加潮腦於膏上

仙授神效藥紙　端午蘄艾四五斤煎濃汁去渣入粒子紅花四兩　煎一炷香再入去油乳香　去油沒藥各八兩研細末　煎一炷香再入眞象皮末四兩　煎一炷香加入牛皮膠二斤　煎至膠化汁粘爲度用羊毫排筆蘸藥汁搽刷大紅紙上陰乾凡狗咬虫蠡蛇傷並跌打破皮及一切爛膀癤用津唾潤軟貼之速能奏效眞神方也

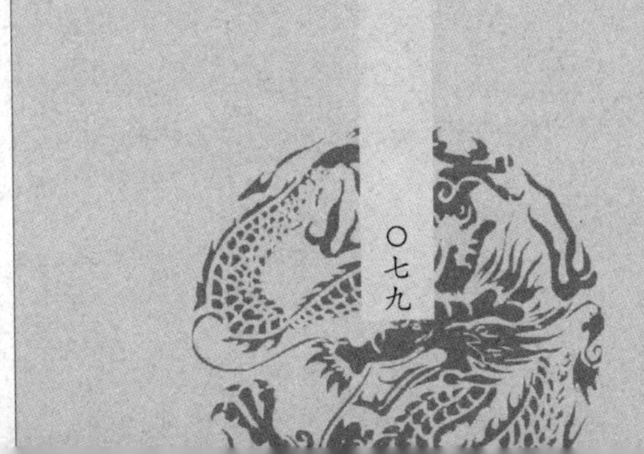

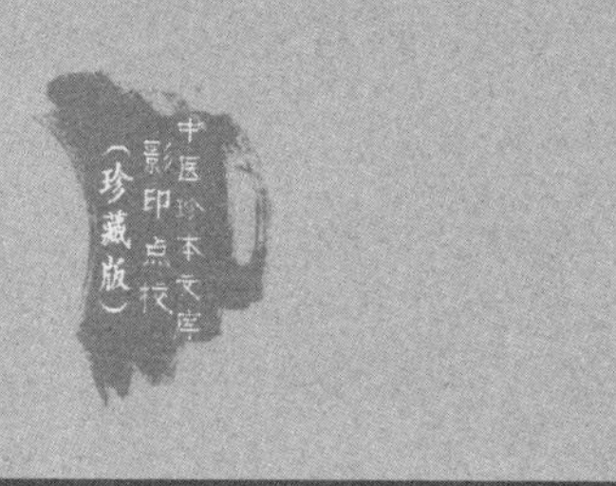

巴豆油膏　巴豆三兩　用麻油煎片時勿令枯再用綿料紙滾盡外面油以擂盆打自然油用夏布絞出加入輕粉三分　拌勻磁瓶收貯勿令出氣凡發背癰疽疔瘡等症看患大小以油照樣塗抹膏藥上貼之日換三次

加味太乙膏　肉桂　白芷　當歸　元參　赤芍　大黃各二兩　土木鱉子二兩　血餘一兩　眞阿魏二錢切片滾化　去油乳香末　沒藥末各五錢　槐枝　柳枝各百段　東丹四兩　眞麻油十斤　如法熬煉後加輕粉四錢研細　收膏凡癰疽發背一切惡瘡濕痰流注筋骨疼痛跌仆損傷遺精白帶等症貼之神效

簡易玉紅膏　眞香油廿兩　火上熬滾下淨頭髮五錢　渣令淨雞子十個打破黃白攪勻徐入油內熬枯去渣下黃占五兩　化開離火再入飛丹五兩　攪勻之用能生肌收功止痛拔毒

巴豆油膏　巴豆三两　用麻油煎片时勿令枯，再用绵料纸滚尽外面油，以擂盆打，自然油用夏布绞出，加入轻粉三分，拌匀磁瓶收贮，勿令出气。凡发背痈疽，疔疮等症，看患大小，以油照样涂抹膏药上贴之，日换三次。

加味太乙膏　肉桂　白芷　当归　元参　赤芍　大黄各二两　土木鳖子二两　血余一两　真阿魏二钱，切片滚化　去油乳香末　没药末各五钱　槐枝　柳枝各百段　东丹四两　真麻油十斤

如法熬炼后，加轻粉四钱，研细，收膏。凡痈疽发背，一切恶疮湿痰流注，筋骨疼痛，跌仆损伤，遗精白带等症，贴之神效。

简易玉红膏　真香油廿两　火上熬滚，下净头发五钱　渣令净，鸡子十个，打破黄白搅匀，徐入油内熬枯，去渣下黄占五两，化开离火，再入飞丹五两，搅匀之，用能生肌收功，止痛拔毒。

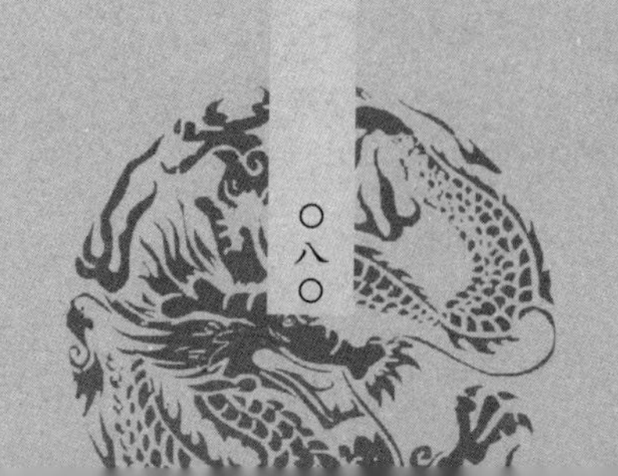

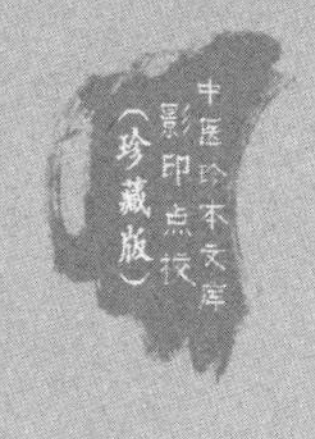

爛腿夾紙膏　梅片四分　煅甘石一兩二錢　輕粉五錢　白占三兩五錢

菜油一斤夏天用　先將菜油煎滚再入白占化開再將藥三味同煎

外科方外奇方卷二終

烂腿夹纸膏　梅片四分　煅甘石一两二钱　轻粉五钱　白占三两五钱　菜油一斤，夏天用　先将菜油煎滚，再入白占化开，再将药三味同煎。

外科方外奇方卷二终

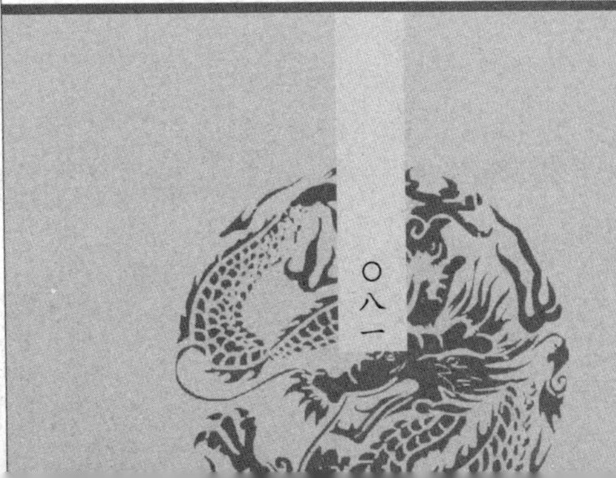

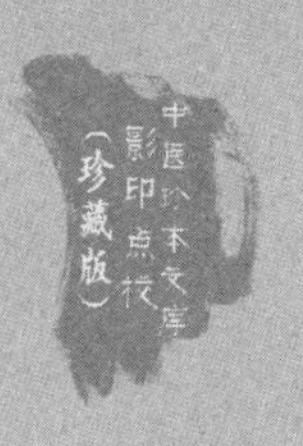

外科方外奇方卷三

清浙湖凌曉五先生遺著

後學 杭州沈仲圭錄存
紹興裘吉生校刊

疔瘡部

立馬回疔丹 金脚信五分 蟾酥 血竭 辰砂 沒藥各五分 輕粉 冰片 麝香各二分半 共爲極細末用草烏頭煎汁和匀作細條能治一切疔瘡疔毒走黃險症

又方 去血竭沒藥冰片加硼砂白丁香蜈蚣乳香末雄黃末

拔疔毒方 硇砂 白礬 硃砂 食鹽各三錢 擇丁日午時先將礬鹽二味放鐵銹刀頭上煆乾共研極細罐貯聽用

散疔丸 蟾酥 明礬各三錢 殭蠶 辰砂各一錢半 牛黃 冰片各一

外科方外奇方卷三

清浙湖凌晓五先生遗著

后学 杭州沈仲圭录存
绍兴裘吉生校刊

疔疮部

立马回疔丹 金脚信五分 蟾酥 血竭 辰砂 没药各五分 轻粉 冰片 麝香各二分半

共为极细末，用草乌头煎汁和匀，作细条，能治一切疔疮疔毒，走黄阴症。

又方 去血竭、没药、冰片，加硼砂、白丁香、蜈蚣、乳香末、雄黄末。

拔疔毒方 硇砂 白矾 硃砂 食盐各三钱

择丁日午时，先将矾盐二味放铁锈刀头上煅干，共研极细，罐贮听用。

散疔丸 蟾酥 明矾各三钱 僵蚕 辰砂各一钱半 牛黄 冰片各一

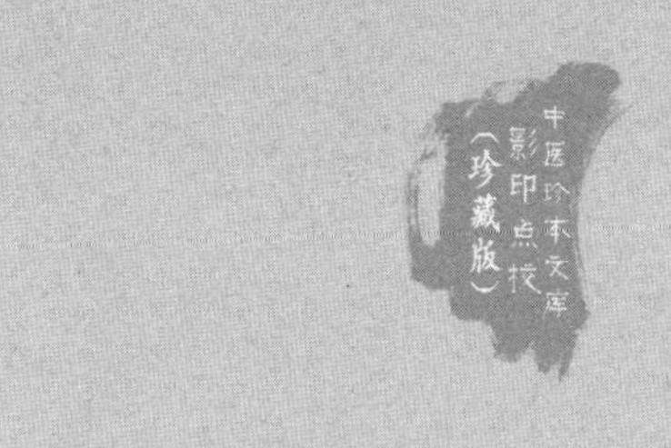

钱　麝香七分

共为极细末，用炼白黄占滚化，稍冷定，入前药末，和丸如麻子大，每服七分，葱头白酒送下，取微汗为度。

拔疔丹　蜣螂一个，去头翅　硇砂五分　白信五分

共捣为丸如椒子大，先以三棱针刺疮，约深几许，将此丸纳入，以顶针捺下，须臾大痛，皆发黄水而出。然后以野菊花，不拘根叶捣汁一盏，和酒服之，连进三服，尽醉为度。再以人中黄为丸，日日服用，好酒送下全愈。

疔疮走黄丸　雄黄　生军　巴豆肉去心皮，各等分

共捣如泥，以飞面、陈醋煮糊为丸，如凤仙子大。重者每服二十三丸，轻者每服二十一丸，放舌上，热水服送下，服后打噎为愈。如泻更妙，三五次后，米汤水下止之。如不省人事，以二十三丸水化灌之。此方去雄黄，加川郁金少许，治缠喉急痹，并湿痰流注，杨梅初起。

錢　麝香七分　共爲極細末用煉白黃占滾化稍冷定入前藥末和丸如
麻子大每服七分　葱頭白酒送下取微汗爲度
拔疔丹　蜣螂一個去頭翅　硇砂五分　白信五分　共搗爲丸如椒子大
先以三稜針刺瘡約深幾許將此丸納入以頂針捺下須臾大痛皆變黃水
而出然後以野菊花不拘根葉搗汁一盞和酒服之連進三服盡醉爲度再
以人中黃爲丸日日服用好酒送下全愈
疔瘡走黃丸　雄黃　生軍　巴豆肉去心皮各等分　共搗如泥以飛麪陳
醋煮糊爲丸如鳳仙子大重者每服二十三丸輕者每服二十一丸放舌上
熱水服送下服後打噎爲愈如瀉更妙三五次後米湯水下止之如不省人
事以二十三丸水化灌之此方去雄黃加川鬱金少許治纏喉急痺並濕痰
流注楊梅初起

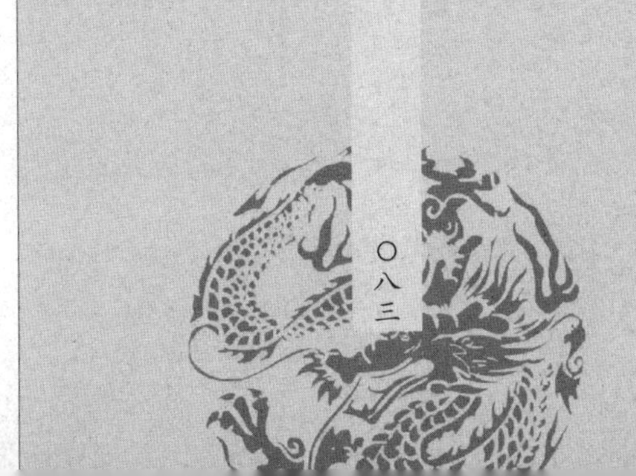

疔毒秘丸　人指甲不拘多少炒黄研細　麝香一分　便壺底一匙　共研勻和丸如米大

又方　加耳垢齒垢脚爪更妙

保生錠子　巴豆肉四十九粒連殼文武火炒研　硼砂二錢　輕粉半大匣　金頂砒二錢　雄黃二錢　麝香一錢　共爲極細末用黃占五錢　鎔開將藥和成錠子冷水浸少時取出旋丸揑作餅子如錢眼大將瘡頭撥開安一餅于頂上膏蓋能治疔瘡背疽瘰癧一切惡瘡

回疔散　土蜂窠帶子一兩　蛇蜕一條　泥固火煅存性研極細末能治走黃危症白湯送服二錢或酒送亦可少刻大痛痛則許救毒化黃水痛止令活

五香散　丁香四分　木香　乳香　沉香各四分　麝香五釐　腰黃六分　共研好醋調須於端午日午時合之或天德吉日亦可用針挑破瘡頭將醋

外科方外奇方卷三疔瘡部　三

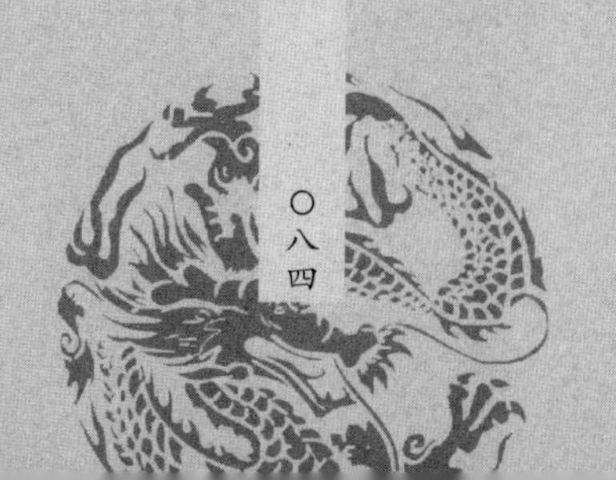

疔毒秘丸　人指甲不拘多少，炒黄研细　麝香一分　便壶底一匙

共研匀，和丸如米大。

又方　加耳垢、齿垢、脚爪更妙。

保生锭子　巴豆肉四十九粒，连壳文武火炒研　硼砂二钱　轻粉半大匣　金顶砒二钱　雄黄二钱　麝香一钱　共为极细末，用黄占五钱，镕开将药和成锭子，冷水浸少时，取出旋丸，捏作饼子，如钱眼大。将疮头拨开，安一饼于顶上，膏盖，能治疔疮背疽，瘰疬，一切恶疮。

回疔散　土蜂窠带子一两　蛇蜕一条

泥固火煅存性，研极细末，能治走黄危症，白汤送服二钱，或酒送亦可，少刻大痛，痛则许救，毒化黄水，痛止令活。

五香散　丁香四分　木香　乳香　沉香各四分　麝香五厘　腰黄六分

共研好醋调，须于端午日午时，合之或天德吉日，亦可用针挑破疮头，将醋

一点，用药少许，安膏药上贴之。能治疔疮，赤黄危急，二三日即愈。

人龙散　蛔虫煤燥一钱，如无用五谷虫代　白矾三分　蟾酥三分，火酒化

共调匀搽之，治翻唇疔毒，少刻疔破流毒水，即愈。

拔疔散　硇砂　白丁香　轻粉　蜈蚣各一钱　全蝎　麝香各二钱　金顶砒六分

共为极细末，取蟾酥末一钱，火酒化。同捣和丸，如芥子大，带长以便插入疔孔。

又方　麝香　血竭　乳香　没药　灵磁石　冰片　苍耳子虫瓦上炙净油

各等分，研细末点。

急治疔疮神效方　乳香　没药各六方　赤芍二钱　元参一钱　冰片　麝香各六分　龙虎斗五钱，即青小蛇与壁虎斗死者

如无以斑猫，六钱糯米同炒黄，去米研，全蝎六个，去头足，立马回疔丹代之，共研极细末，

一點用藥少許安膏藥上貼之能治疔瘡赤黃危急二三日即愈

人龍散　蛔蟲煤燥一錢如無用五谷蟲代　白礬三分　蟾酥三分火酒化

共調勻搽之治翻唇疔毒少刻疔破流毒水即愈

拔疔散　硇砂　白丁香　輕粉　蜈蚣各一錢　全蠍　麝香各二錢　金頂砒六分　共爲極細末取蟾酥一錢火酒化　同搗和丸如芥子大帶長以便插入疔孔

又方　麝香　血竭　乳香　沒藥　靈磁石　冰片　蒼耳子蟲瓦上炙淨油　各等分研細末貼

急治疔瘡神效方　乳香　沒藥各六分　赤芍二錢　元參一錢　冰片　麝香各六分　龍虎鬥五錢即青小蛇與壁虎鬥死者　如無以斑貓六錢糯米同炒黃去米研　全蠍六個去頭足　立馬回疔丹代之共研極細末

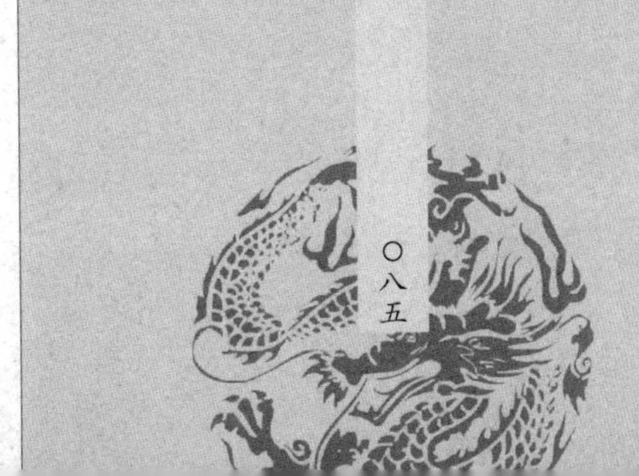

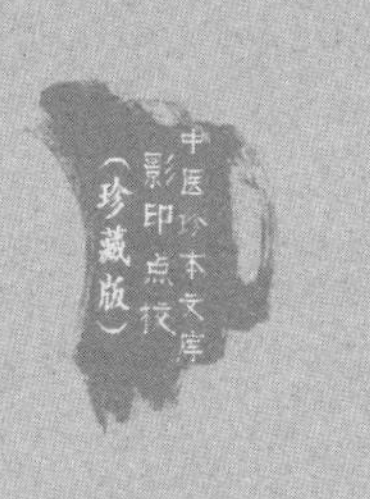

收貯勿泄氣臨用摻膏藥上貼之自能穿破候擠出血根即愈眞神方也

喉症部

金餘散　此方淩府備用照分不可增減　人指甲五分煆　鵝管石三分煆　眞腰黃二分　硼砂三分漂　大梅片一分　殭蠶二分炒斷絲　共研至無聲爲度吹之能治爛喉痧及緊喉風

冰硼散　龍腦薄荷一錢烘燥爲末　硼砂一錢漂　人中白八分　川連生末八分　青黛五分　元明粉五分　九製陳膽星五分　山豆根八分　大梅片二分　共研極細末吹之能治一切咽喉各症

冰硼散金鑰匙方　火硝一錢五分　白月石五分　冰片三厘　研細吹之能治咽喉諸症雙單乳蛾

又方　冰片五分　月石五錢　元明粉五錢　辰砂六分

收贮勿泄气。临用掺膏药上贴之，自能穿破，候挤出血根即愈，真神方也。

喉症部

金余散　此方凌府备用，照分不可增减。人指甲五分，煅　鹅管石三分，煅　真腰黄二分　硼砂三分，漂　大梅片一分　僵蚕二分，炒断丝

共研至无声为度，吹之能治烂喉痧及紧喉风。

冰硼散　龙脑薄荷一钱，烘燥为末　硼砂一钱，漂　人中白八分　川连生末八分　青黛五分　元明粉五分　九制陈胆星五分　山豆根八分　大梅片二分

共研极细末，吹之能治一切咽喉各症。

冰硼散金钥匙方　火硝一钱五分　白月石五分　冰片三厘

研细吹之，能治咽喉诸症，双单乳蛾。

又方　冰片五分　月石五钱　元明粉五钱　辰砂六分

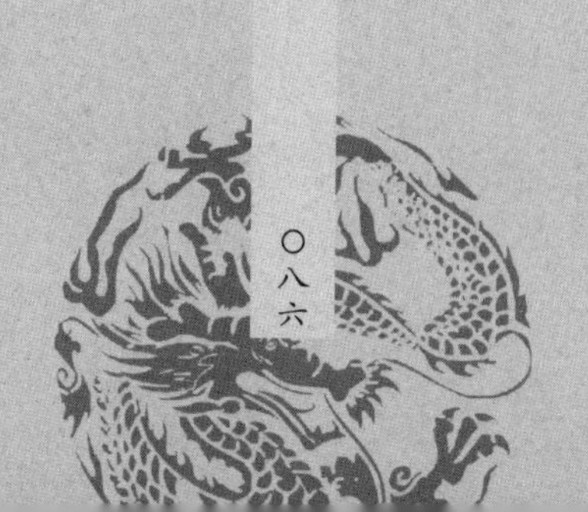

七宝散　西牛黄五分　真廉珠三钱　大梅片二分　真象牙屑三钱，焙黄　净真青黛六钱　人指甲五分，男用女，女用男　壁喜窠四五个，多多益善，板上不用　共研无声为度，吹之能治喉痧，一切喉风急症。

珠黄散　珍珠　犀牛黄各一分　青鱼胆一钱，真者，阴干　大冰片　麝香各一分

共研无声，不可泄气吹之，能治咽喉十八症。

吹喉散　青黛　龙脑薄荷各八分　飞净雄黄三分　粉口儿茶五分　大梅片一分　月石三分　珍珠三分　犀黄一分五厘

研极细末，罐贮，勿泄气吹之，能治咽喉十八症。

吹喉散　珍珠末二钱　青黛三钱　犀黄一钱　月石三钱　麝香二分五厘　儿茶二钱　梅片三钱　血竭三钱　熊胆三钱　山豆根八钱　去油乳香三钱　没药三钱

共为细末吹。

七寶散　西牛黄五分　眞廉珠三錢　大梅片二分　眞象牙屑三錢焙黄　淨眞青黛六錢　人指甲五分男用女女用男　壁喜窠四五個多多益善板上不用　共研無聲爲度吹之能治喉痧一切喉風急症

珠黄散　珍珠　犀牛黄各一分　青魚胆一錢眞者陰乾　大冰片　麝香各一分　共研無聲不可泄氣吹之能治咽喉十八症

吹喉散　青黛　龍腦薄荷各八分　飛淨雄黄三分　粉口兒茶五分　大梅片一分　月石三分　珍珠三分　犀黄一分五釐　研極細末罐貯勿泄氣吹之能治咽喉十八症

吹喉散　珍珠末二錢　青黛三錢　犀黄一錢　月石三錢　麝香二分五釐　兒茶二錢　梅片三錢　血竭三錢　熊膽三錢　山豆根八錢　去油乳香三錢　没藥三錢　共爲細末吹

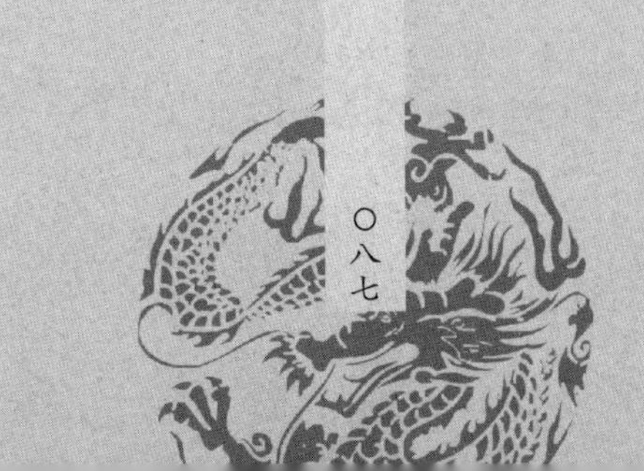

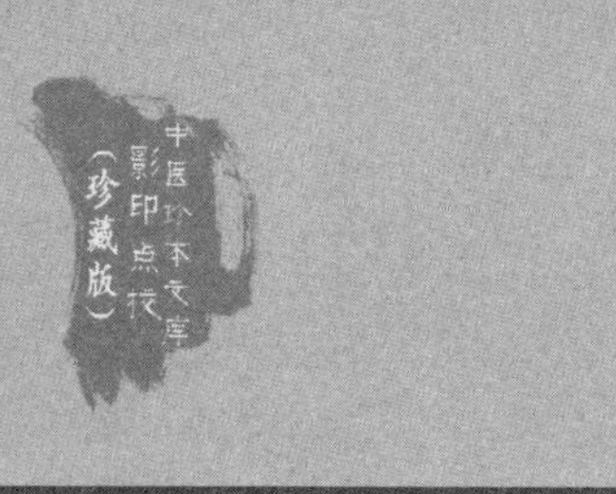

小清涼散　犀黃四分　粉口兒茶一錢　龍腦薄荷尖四分　青黛五錢
月石二錢　元明粉一錢　人中白三錢煅　生珠一錢乳細　大梅片一
錢　共爲極細末吹之能治咽喉十八症

清涼散　宋半夏末一錢　龍腦薄荷尖末一錢　桔梗末一錢　生大黃末
一錢　漂芒硝一錢　漂月石一錢　珠母粉二錢　青黛一錢　冰片三
分　雄精　炒天蟲末　射干末各一錢　山豆根末一錢　元參末一錢
粉草末一錢　枯礬一錢　青菓核十個煅存性　威靈仙末一錢　九製
胆星一錢　共研勻吹之能治咽喉十八症

寶珠丹　白硼砂二錢　川連一錢二分　番木鱉去殼麻油煤鬆　黃柏
青黛水飛　薄荷尖　水飛雄黃　人中白煅　兒茶　胆礬　血竭　冰
片各五分　燈心灰三分　共爲細末收貯勿洩氣吹之能治咽喉及口疳

小清凉散　犀黄四分　粉口儿茶一钱　龙脑薄荷尖四分　青黛五钱　月石二钱　元明粉一钱　人中白三钱，煅　生珠一钱，乳细　大梅片一钱

共为极细末，吹之能治咽喉十八症

清凉散　宋半夏末一钱　龙脑薄荷尖末一钱　桔梗末一钱　生大黄末一钱　漂芒硝一钱　漂月石一钱　珠母粉二钱　青黛一钱　冰片三分　雄精　炒天虫末　射干末各一钱　山豆根末一钱　元参末一钱　粉草末一钱　枯矾一钱　青果核十个，煅存性　威灵仙末一钱　九制胆星一钱

共研匀，吹之能治咽喉十八症。

宝珠丹　白硼砂二钱　川连一钱二分　番木鳖去壳，麻油煤松　黄柏　青黛水飞　薄荷尖　水飞雄黄　人中白煅　儿茶　胆矾　血竭　冰片各五分　灯心灰三分

共为细末，收贮勿泄气，吹之能治咽喉及口疳。

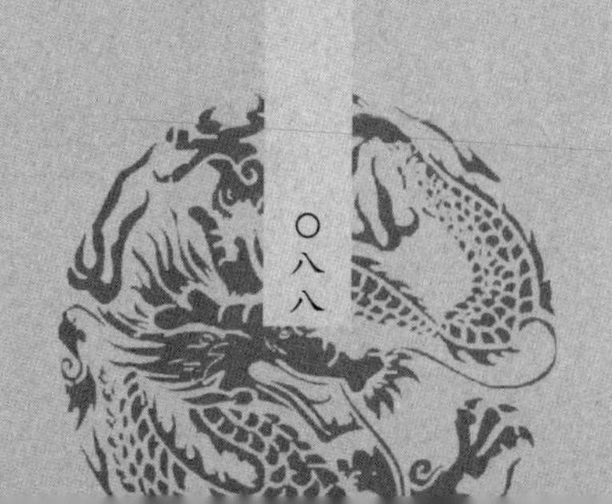

人中白散　此方凌府备用，应验如神。真青黛　月石各一钱　龙脑薄荷末五分　人中白一钱　梅片二分　粉口儿茶一钱　元明粉五分　马屁勃五分

研吹能治咽喉口舌诸症，或加犀黄三分，珍珠五分，其效更速。

咽喉急症异功散　斑蝥去翅足，同米炒黄，去米，取净末，四钱　血竭六分　没药六分　全蝎　元参各六分　麝香三分　冰片三分

共为细末，收贮勿令出气，不论烂喉痧，喉风喉痹，双单蛾，用膏药一张，取药如黄豆大，贴项间，左贴左，右贴右，中贴中，至三四时即起皰，用针挑破即愈。阴症起皰，更速也。

玉钥匙　月片五钱　牙硝一两五钱　炒天虫一钱　冰片三分

共为末，吹之能治风热喉痹，及缠风症。

中医珍本文库影印点校（珍藏版）

人中白散　此方凌府備用應驗如神　眞青黛　月石各一錢　龍腦薄荷末五分　人中白一錢　梅片二分　粉口兒茶一錢　元明粉五分　馬屁勃五分　研吹能治咽喉口舌諸症或加犀黄三分　珍珠五分　其效更速

咽喉急症異功散　斑蝥去翅足同米炒黄去米取淨末四錢　血竭六分　沒藥六分　全蠍　元參各六分　麝香三分　冰片三分　共爲細末收貯勿令出氣不論爛喉痧喉風喉痺雙單蛾用膏藥一張取藥如黄豆大貼項間左貼左右貼右中貼中至三四時卽起皰用針挑破卽愈陰症起皰更速也

玉鑰匙　月片五錢　牙硝一兩五錢　炒天蟲一錢　冰片三分　共爲末吹之能治風熱喉痺及纏喉風症

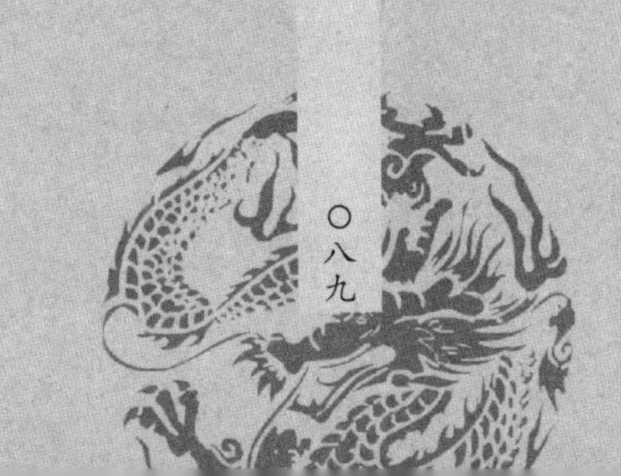

紫袍散　眞石青　青黛　辰砂　月石各一兩　膽礬煅　人中白　元明粉各五錢　山豆根二錢　共爲末能治咽喉十八症

冰梅丸　南星生用二十五個切片子　鮮大半夏十五個切片　皂角去弦四兩　白礬　食鹽　防風　樸硝各四兩　桔梗二兩　大半熟青梅百個先將硝鹽水浸一周時然後將各藥研碎入水拌再將梅子置水中其水過梅子爲度浸七日取出晒乾再入水中浸透再晒乾如是以水乾爲度收貯磁器中起霜爲妙每含口中嚥其汁而痰自出能治咽喉十八症一梅可治三人不可輕棄

霹靂錠　牙皂一百四十個火煨　延胡索二兩生晒研　飛青黛六分　麝香一錢　共爲細末水和成錠每重二三分日乾收貯勿令泄氣不論喉風喉痺風雙單乳蛾斑痧小兒驚風諸險症立卽奏效如遇牙關緊閉卽從鼻

紫袍散　真石青　青黛　辰砂　月石各一两　胆矾煅　人中白　元明粉各五钱　山豆根二钱

共为末，能治咽喉十八症。

冰梅丸　南星生用，二十五个，切片子　鲜大半夏十五个，切片　皂角去弦，四两　白矾　食盐　防风　朴硝各四两　桔梗二两　大半熟青梅百个

先将硝盐水浸一周时，然后将各药研碎入水拌，再将梅子置水中，其水过梅子为度。浸七日取出晒干，再入水中浸透，再晒干。如是以水干为度，收贮磁器中起霜为妙。每含口中，咽其汁而痰自出，能治咽喉十八症。一梅可治三人，不可轻弃。

霹雳锭　牙皂一百四十个，火煨　延胡索二两，生晒研　飞青黛六分　麝香一钱

共为细末，水和成锭，每重二三分，日干收贮，勿令泄气。不论喉风喉痺风，双单蛾斑痧，小儿惊风，诸险症，立即奏效。如遇牙关紧闭，即从鼻

孔灌入，药下即开。每服一锭重者，加服小锭磨汁冲服，真神方也。

仙露梅　大青梅子三斤　青盐四两　食盐二两　活蜗牛四十个，杵烂

共拌匀，隔一夜以后，日晒夜收，盐尽为度，磁器收贮，每取肉少许含咽，能治咽喉大症，垂危者立愈。

喉风吊痰方　紫苑（菀）　牙硝等分为末含之。

又方　用七叶一枝梅阴干，研细，吹如新鲜，捣干用根磨汁涂，能消无名肿毒。

喉癣吹药方　哺胎鸡蛋壳一钱，连衣烧灰存性　儿茶五分　橄榄核五分　犀牛黄五分　廉珠五分　人乳粉五分，银瓢制　明雄黄五分　真梅片三分，樟冰片不可误用，切嘱

共研极细末，吹患处。

诸疮部

一抹光　上白猪板油一斤，去膜　麻黄四两，去根节　木鳖肉四个　全斑

孔灌入藥下卽開每服一錠重者加服小錠磨汁冲服眞神方也

仙露梅　大青梅子三斤　青鹽四兩　食鹽二兩　活蝸牛四十個杵爛

共拌勻隔一夜以後日晒夜收鹽盡爲度磁器收貯每取肉少許含嚥能治咽喉大症垂危者立愈

喉風吊痰方　紫菀　牙硝等分爲末含之

又方　用七葉一枝梅陰乾研細吹如新鮮搗乾用根磨汁塗能消無名腫毒

喉癬吹藥方　哺胎鷄蛋殼一錢連衣燒灰存性　兒茶五分　橄欖核五分　犀牛黃五分　廉珠五分　人乳粉五分銀瓢製　明雄黃五分　眞梅片三分樟冰片不可誤用切囑　共研極細末吹患處

諸瘡部

一抹光　上白豬板油一斤去膜　麻黃四兩去根節　木鱉肉四個　全斑

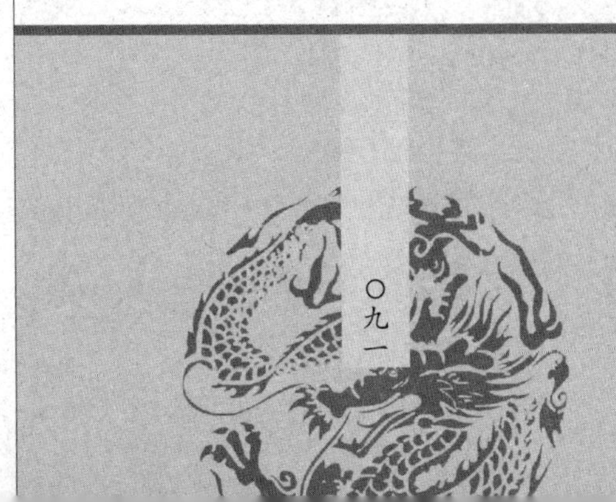

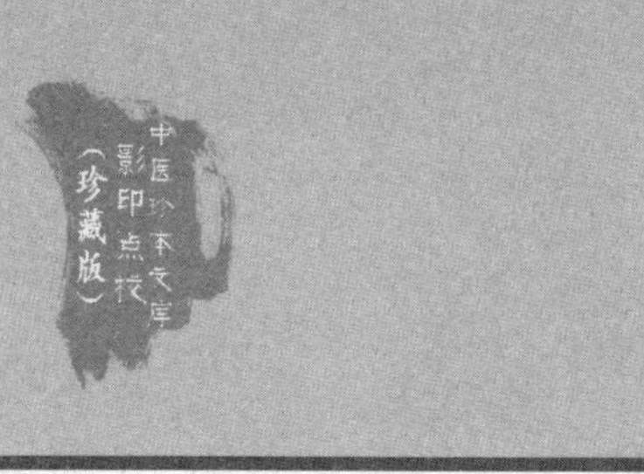

鳖四只　明礬三錢　大楓子肉四十個　先將猪油放瓦罐內文武火鎔化宜先入水半杯於罐中恐罐燒破　以夏布作袋將麻黄袋於其中以線紮口放油內先要蘆根數條放罐底　煎半枝香爲度取出再將斑猫木鱉袋入原袋中紮口仍煎半枝香取出瀝乾將大楓子敲碎同明礬入油內略煎掇放地上一夜取油搽擦

又方　麻黄三兩去根　小麻油二兩　同入銅鍋內熬黑撈去渣將油瀝清後入鍋內熬熱投入白蜡二兩研末　黄蜡二兩切碎　攪勻離火再入研細硫黄一兩二錢　炒花椒六錢　生明礬六錢　枯白礬八錢　炒甘草四錢　調成膏隔宿取出搽擦

又方　熱猪油一碗　麻油一兩　川椒二錢　同熬去渣再投研細之硫黄五錢　樟腦三錢　血竭三錢　輕粉一錢　明礬二錢　攪成膏搽

鳖四只　明矾三钱　大枫子肉四十个

先将猪油放瓦罐内，文武火镕化，宜先入水半杯于罐中，恐罐烧破。以夏布作袋，将麻黄袋于其中，以线扎口，放油内，先要芦根数条放罐底。煎半枝香为度，取出，再将斑猫、木鳖袋入原袋中扎口，仍煎半枝香，取出，沥干。将大枫子敲碎，同明矾入油内略煎，掇放地上一夜，取油搽擦。

又方　麻黄三两，去根　小麻油二两

同入铜锅内熬黑，捞去渣，将油沥清后，入锅内熬热，投入白蜡二两，研末　黄蜡二两，切碎　搅匀离火，再入研细硫黄一两二钱　炒药椒六钱　生明矾六钱　枯白矾八钱　炒甘草四钱　调成膏，隔宿取出，搽擦。

又方　热猪油一碗　麻油一两　川椒二钱　同熬去渣，再投研细之硫黄五钱　樟脑三钱　血竭三钱　轻粉一钱　明矾二钱　搅成膏擦。

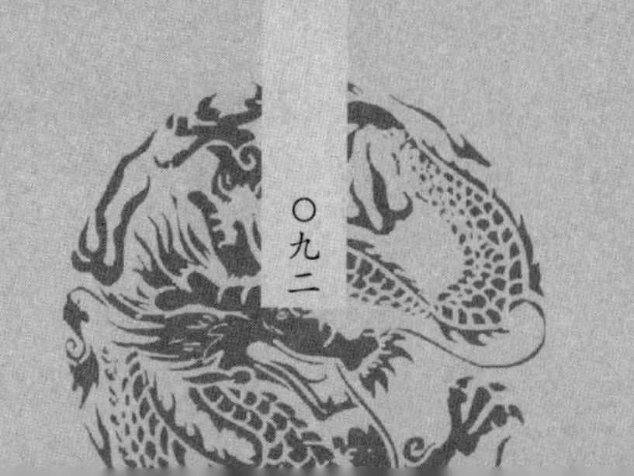

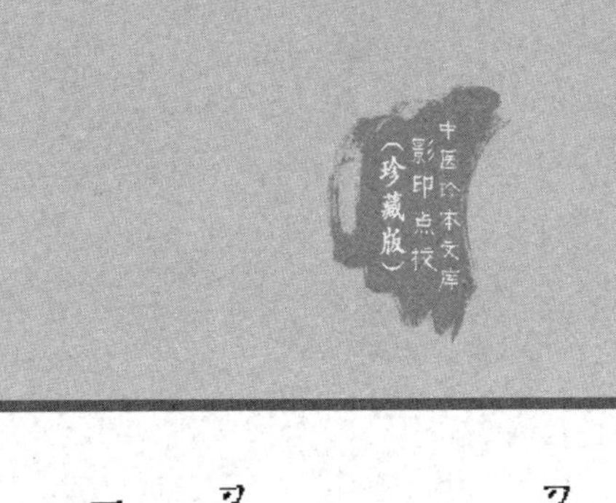

脓窠痒疮方　枯矾一两　川椒三钱　硫黄三钱　猪毛灰二钱

共研细末，猪油调搽。一方加丁香一钱。

又方　大枫肉五钱　油核桃肉五钱　信五分　水银一钱　柏油烛三文，一枝

先将枫桃二肉捣如泥，次入水银烛研，至不见星，再入信末和匀，分作六丸。每日卧时用一丸，将绢包裹在心窝，擂烊为度，手不可摸秽物，擂至五日，停一日，至第七日再擂药一次。次早胸前必发细瘰，以手摩之微痛，当日即愈。甚者用一料，七日全愈，永不再发。

又方　烟胶　蛇床子　血竭　黄丹　轻粉　大枫子　硫黄　樟脑　水银如脓窠疮，不用　蜈蚣

一切疮疥方　樟脑一钱　蜈蚣两条　冰片五分　大枫肉二钱　猪板油一两　白矾二钱　雄黄二钱　白砒二钱

共捣匀搽。

臁窠痒瘡方　枯礬一兩　川椒三錢　硫黄三錢　猪毛灰二錢　共研細
末猪油調搽一方加丁香一錢
又方　大楓肉五錢　油核桃肉五錢　信五分　水銀一錢　柏油燭三文
一枝　先將楓桃二肉搗如泥次入水銀燭研至不見星再入信末和勻分
作六丸每日臥時用一丸將絹包裹在心窩擂烊爲度手不可摸穢物擂至
五日停一日至第七日再擂藥一次次早胸前必發細瘰以手摩之微痛當
日即愈甚者用一料七日全愈永不再發
又方　烟膠　蛇床子　血竭　黄丹　輕粉　大楓子　硫黄　樟腦　水
銀如臁窠瘡不用　蜈蚣
一切瘡疥方　樟腦一錢　蜈蚣兩條　冰片五分　大楓肉二錢　猪板油
一兩　白礬二錢　雄黄二錢　白砒二錢　共搗勻搽

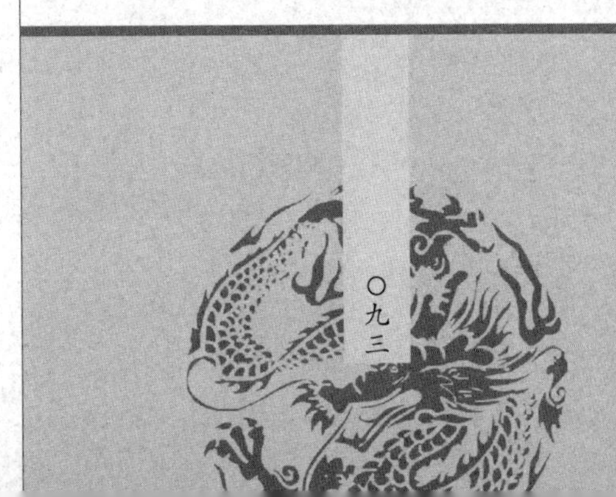

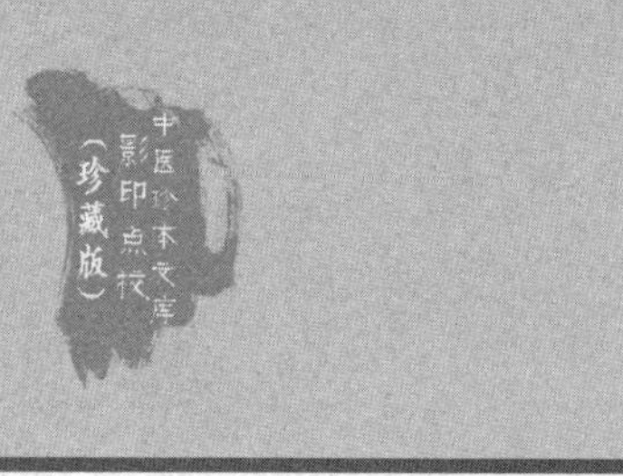

陸定圃先生方　廚房倒掛灰塵三錢煅伏地氣　松香　茴香　花椒　枯礬　煅硫黄　癩蝦蟆　蒼朮　白芷　硃砂各一錢　共研細末用鷄子一個中挖小孔灌藥其中紙封口置幽火中燉熟輕去其殼存衣再用生猪油和藥搗爛葛布包時擦痒處其效如神

疥瘡剪草散　蛇床子三錢　寒水石二錢　蕪荑二錢　剪草一錢　吳茱萸　枯礬　黄柏各一錢　蒼朮五分　厚朴五分　明雄黄五分　輕粉一錢　共爲末香油調敷專治癬疥等症

一掃光　輕粉五錢　樟腦五錢　大楓肉一錢三分　雄黄一錢三分　蛇床子二錢五分　苦參二錢五分　蕪荑二錢五分　硫黄一錢三分　枯礬三錢　川椒一錢三分　共爲細末猪油調搽

又方　胡椒一錢　雄黄二錢　枯礬二錢　生礬一錢　硫黄二錢　樟腦

陆定圃先生方　厨房倒挂灰尘三钱，煅伏地气　松香　茴香　花椒　枯矾　煅硫黄　癞虾蟆　苍术　白芷　硃砂各一钱

共研细末，用鸡子一个，中挖小孔，灌药其中，纸封口，置幽火中燉熟，轻去其壳，存衣。再用生猪油，和药捣烂，葛布包，时擦痒处，其效如神。

疥疮剪草散　蛇床子三钱　寒水石二钱　芜荑二钱　剪草一钱　吴茱萸　枯矾　黄柏各一钱　苍术五分　厚朴五分　明雄黄五分　轻粉一钱

共为末，香油调敷，专治癣疥等症。

一扫光　轻粉五钱　樟脑五钱　大枫肉一钱三分　雄黄一钱三分　蛇床子二钱五分　苦参二钱五分　芜荑二钱五分　硫黄一钱三分　枯矾三钱　川椒一钱三分

共为细末，猪油调搽。

又方　胡椒一钱　雄黄二钱　枯矾二钱　生矾一钱　硫黄二钱　樟脑

一钱

共为末，用大枫子油或猪板油调搽，能治痛痒，脓窠肥疮。

又方 苦参一两六钱　雄黄末一两六钱　烟胶三两　枯矾　木鳖子　川椒　大枫子　蛇床子　樟脑　硫黄　明矾　水银　轻粉各二两　白信五钱

热猪油调搽，能治一切多痒少疼，干湿诸疮。

又方 水银　轻粉　潮脑各一钱　大枫子肉十个　杏仁一粒，去皮尖　蛇床子一钱

共研末，用桕烛油调匀，搽擦干疥肿痒，神效。

又方 白胡椒壳　枯矾　猪油同捣擦。

又方 大枫油　水银　明矾　烛油

共捣匀，搽名杀痒散。

又方 用白茅藤汁擦之。

又方 钟苋菜煎汤浴之。

又方 山芥菜煎汤浴之。

一錢　共爲末用大楓子油或猪板油調搽能治痛痒膿窠肥疮

又方　苦參一兩六錢　雄黄末一兩六錢　烟膠三兩　枯礬　木鱉子

川椒　大楓子　蛇床子　樟腦　硫黄　明礬　水銀　輕粉各二兩

白信五錢　熱猪油調搽能治一切多痒少疼乾濕諸疮

又方　水銀　輕粉　潮腦各一錢　大楓子肉十個　杏仁一粒去皮尖

蛇床子一錢　共研末用桕燭油調勻搽擦乾疥腫痒神效

又方　白胡椒殼　枯礬　猪油同搗擦

又方　大楓油　水銀　明礬　燭油共搗勻搽名殺痒散

又方　用白茅藤汁擦之

又方　鍾莧菜煎湯浴之

又方　山芥菜煎湯浴之

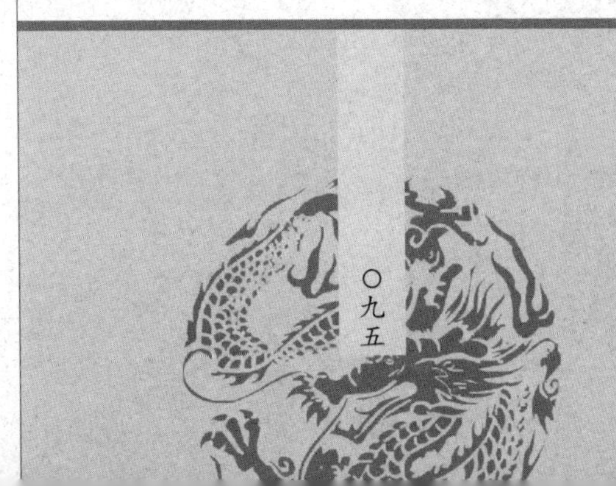

又方　用千里馬更妙

又方　雞子黃七個　人髮一團熬油調赤石脂末搽之

三仙丹　雄黃一錢　胡椒八分　硫黃一錢　共研細末香油調過一夜取油調搽能治腺窠瘡疥

又方　加昇底名四仙丹治同

疥瘡搽藥方　白薇三錢　白芷二錢　炒花椒二錢　細茶葉二錢　寒水石二錢　大黃五錢　明礬五錢　蛇床子一錢　雄黃一錢　百部二錢　潮腦一錢　共爲細末用生腊猪油和勻搗爛擦

仙拈散　寒水石三兩　飛滑石三兩二味同研　蛇床子四兩　炙鱉甲五兩　地膚子四兩　東白薇四兩　香白芷三兩　大黃五兩　白蘚皮三錢　百部三兩　樟腦二兩　研極細末麻油調搽能治男女遠年風濕皮

又方　用千里马更妙。

又方　鸡子黄七个　人发一团，熬油，调赤石脂末，搽之。

三仙丹　雄黄一钱　胡椒八分　硫黄一钱

共研细末，香油调，过一夜取油调擦，能治腺窠疮疥。

又方　加升底，名四仙丹，治同。

疥疮搽药方　白薇三钱　白芷二钱　炒花椒二钱　细茶叶二钱　寒水石二钱　大黄五钱　明矾五钱　蛇床子一钱　雄黄一钱　百部二钱　潮脑一钱

共为细末，用生腊猪油和匀，捣烂擦。

仙拈散　寒水石三两　飞滑石三两，二味同研　蛇床子四两　炙鳖甲五两　地肤子四两　东白薇四两　香白芷三两　大黄五两　白藓皮三钱　百部三两　樟脑二两

研极细末，麻油调搽，能治男女远年风湿皮

疮，寒湿浸淫，流水发痒，搔之疼痛，两腿肌肤黑肿。似溃非溃时，或烘热麻木等症。

腴窠疮方　黄柏片二钱　硫黄一钱五分　雄黄　煨石膏　海螵蛸各二钱　轻粉五分

共为细末，麻油调搽。

腴窠疮疥　蜈蚣　全蝎　雄黄　明矾　绿柳树根　真潮脑　白砒　花椒　猪油

共捣匀，以火纸捲成筒，烧取油，搽之神效。

痒疮初起方　五倍子大者一斤，逐个钻一小孔　绿矾不拘多少，装倍子满为度

二味用粗纸包好，火灰中煨存性，研细，每药二两。配入大枫子肉一两，小升底一两，共研极细，以猪板油捣擦，或用麻油亦可。

疮疥方　大枫子肉三钱　蛇床子一钱　花椒一钱　雄黄三钱　樟脑一分　硫黄五钱　明矾一钱　水银四钱　腌猪油七钱　研和搽之。

瘡寒濕浸淫流水發痒搔之疼痛兩腿肌膚黑腫似潰非潰時或烘熱麻木等症

腿窠瘡方　黃柏片二錢　硫黃一錢五分　雄黃　煨石膏　海螵蛸各二錢　輕粉五分　共爲細末麻油調搽

腿窠瘡疥　蜈蚣　全蝎　雄黃　明礬　綠柳樹根　眞潮腦　白砒　花椒　猪油　共搗勻以火紙捲成筒燒取油搽之神效

痒瘡初起方　五倍子大者一斤逐個鑽一小孔　綠礬不拘多少裝倍子滿爲度　二味用粗紙包好火灰中煨存性研細每藥二兩　配入大楓子肉一兩　小昇底一兩　共研極細以猪板油搗擦或用麻油亦可

瘡疥方　大楓子肉三錢　蛇床子一錢　花椒一錢　雄黃三錢　樟腦一分　硫黃五錢　明礬一錢　水銀四錢　臘猪油七錢　研和搽之

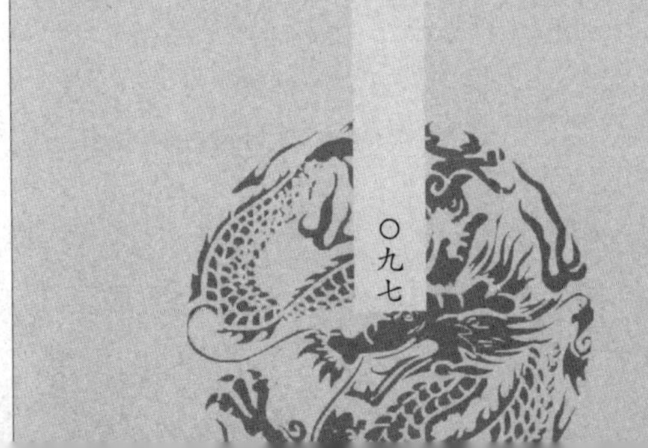

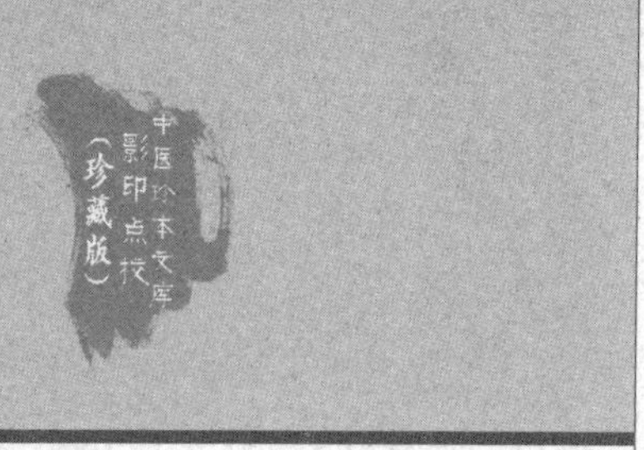

捲瘡散　松香一錢　水銀二錢　硫黄二錢　枯礬二錢　樟腦一錢　松香水銀先研再同餘三味用麻油和成丸每取此丸在脈上擦揩凡一切痛痒諸瘡自能痊愈

又方　用大楓子油二兩　蛇床子二兩　淡底　川椒　雄黄　枯礬　樟腦各一兩　狗油搗成丸

一切瘡疥膿窠痛痒諸瘡方　大赤練蛇頭一個瓦上煅存性　蜈蚣三條　枯礬一錢五分　砒一錢　大楓子十個　川椒一錢五分　雄黄一錢五分　白蠟一錢以上先研細和勻　醃猪油三兩　肚上全網油二張　燭油不拘多少法用銀封紙一張將藥末同醃猪油燭油共搗勻在內再將猪網油包在外如作筒式鐵箝夾好火上燒着下置磁瓶承其油待凝取擦

又方　蜈蚣二十條　全蠍十個　大楓子七個　蛇床子五個　輕粉一錢

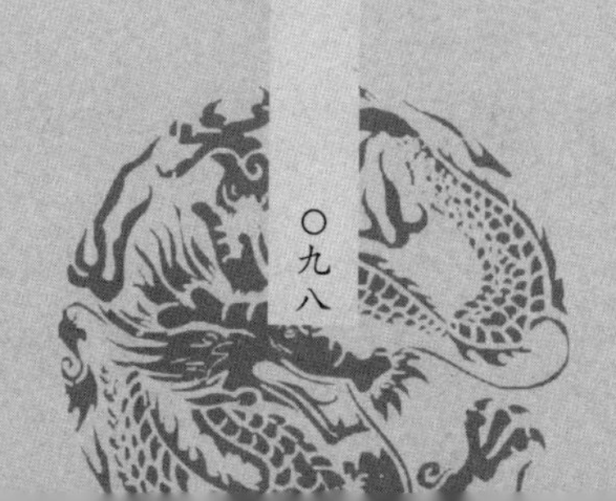

捲疮散　松香一钱　水银二钱　硫黄二钱　枯矾二钱　樟脑一钱

松香、水银先研，再同余三味用麻油和成丸，每取此丸在脉上擦揩。凡一切痛痒诸疮，自能痊愈。

又方　用大枫子油二两　蛇床子二两　淡底　川椒　雄黄　枯矾　樟脑各一两　狗油捣成丸。

一切疮疥脓窠，痛痒诸疮方　大赤练蛇头一个，瓦上煅存性　蜈蚣三条　枯矾一钱五分　砒一钱　大枫子十个　川椒一钱五分　雄黄一钱五分　白蜡一钱

以上先研细和匀，腌猪油三两，肚上全网油二张，烛油不拘多少，法用银封纸一张，将药末同腌猪油烛油共捣匀在内。再将猪网油包在外。如作筒式，铁钳夹好，火上烧着，下置磁瓶承其油，待凝取擦。

又方　蜈蚣二十条　全蝎十个　大枫子七个　蛇床子五个　轻粉一钱

水银一钱　班（斑）猫五个　麻黄二钱　雄黄三钱　明矾二钱　花椒一钱　茶叶一撮

共研极细末，生猪油调擦。

痒疮神墨　土硫黄一斤　东丹　水银　白信　白矾各一两

共为末，锅内同镕化匀，倾净青石上，结成罐片，香油磨搽。扬州妙积寺僧做成锭，如鼠屎，计重一钱，每价纹银五分，即此方也。

一上散　蛇床子一两，炒　贯众一两　白胶香一两　寒水石一两　枯矾五钱　川黄连五钱　雄黄三钱五分　硫黄三钱　吴茱萸三钱　斑猫十四个，去足翅

共为末，蜡猪油或香油调擦，先以苍耳煎汤，洗去痂，掌中擦药令热，鼻中嗅二三次，擦之能治疥癣痛痒疮。

赛金黄　硫黄四两五钱　白砒一两　火硝二两　明矾五钱　雄黄一钱五分　樟脑一钱五分

共研为细末，入铜杓内，温火镕化搅匀，以醋喷地。

水銀一錢　班猫五個　麻黄二錢　雄黄三錢　明礬二錢　花椒一錢
茶葉一撮　共研極細末生猪油調擦
痒瘡神墨　土硫黄一斤　東丹　水銀　白信　白礬各一兩　共爲末鍋
內同鎔化匀傾淨青石上結成罐片香油磨擦揚州妙積寺僧做成錠如鼠
屎計重一錢每價紋銀五分即此方也
一上散　蛇床子一兩炒　貫衆一兩　白膠香一兩　寒水石一兩　枯礬
五錢　川黄連五錢　雄黄三錢五分　硫黄三錢　吳茱萸三錢　斑猫
十四個去足翅　共爲末蜡猪油或香油調擦先以蒼耳煎湯洗去痂掌中
擦藥令熱鼻中嗅二三次擦之能治疥癬痛痒瘡
賽金黄　硫黄四兩五錢　白砒一兩　火硝二兩　明礬五錢　雄黄一錢
五分　樟腦一錢五分　共研爲細末入銅杓內漫火鎔化攪匀以醋噴地

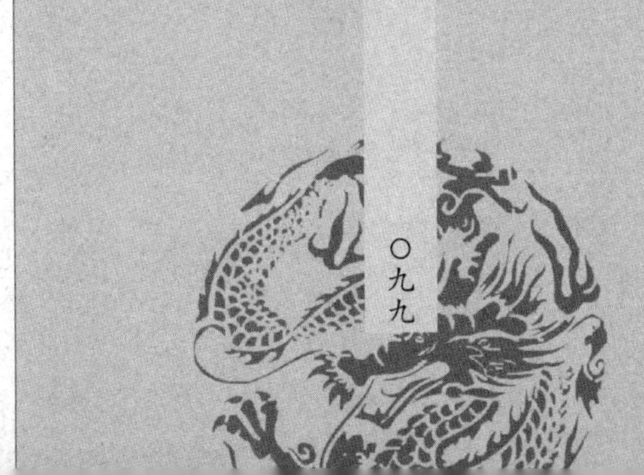

然後傾藥於地如澆湯狀結成一片收貯腺窠痒痛瘡用香油或猪油磨搽癬瘡先以土大黃打爛擦破用火酒搽擦能效

水銀膏　大楓子肉一兩　杏仁一兩去尖皮　輕粉二錢　水銀二錢　枯礬五錢　共爲末用柏油三兩　調搽凡疥癬爛風等瘡三日即愈如加雄黃更妙

一擦無踪　上血竭一錢　硫黃五分　腰黃五分　明礬五分　共爲細末用靑布捲藥作筒浸眞菜油內令透箝火上燒着磁盆盛油待凝取擦能治疥癬肥瘡

合掌散　硫黃一兩　鐵銹一錢　紅砒六分　共研極細如麵取葱汁調和之搽入大碗內勿使厚薄以碗覆瓦上爲度取艾置碗下熏藥至乾敲碗內與碗同聲爲度取藥硏細能治癩疥陰囊痒藥一錢敷數次全愈

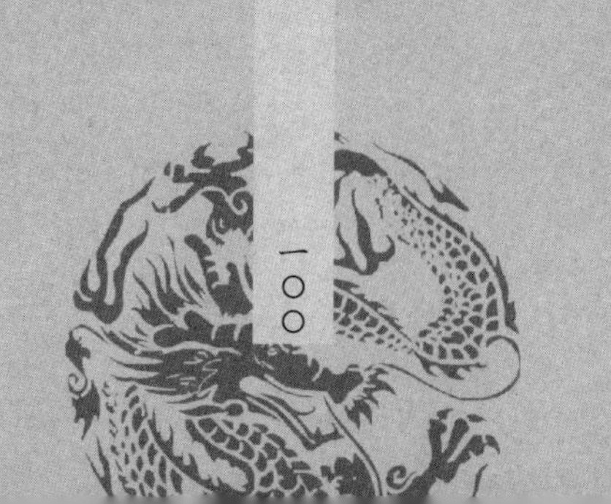

然后倾药于地如浇汤状，结成一片，收贮。腺窠痒痛疮，用香油或猪油磨搽癣疮，先以土大黄打烂，擦破，用火酒搽擦，能效。

水银膏　大枫子肉一两　杏仁一两，去尖皮　轻粉二钱　水银二钱　枯矾五钱

共为末，用柏油三两，调搽。凡疥癣烂风等疮，三日即愈。如加雄黄更妙。

一擦无踪　上血竭一钱　硫黄五分　腰黄五分　明矾五分

共为细末，用青布卷药作筒，浸真菜油内，令透，钳火上烧着，磁盆盛油，待凝取擦，能治疥癣肥疮。

合掌散　硫黄一两　铁锈一钱　红砒六分

共研极细如面，取葱汁调和之，搽入大碗内，勿使厚薄，以碗覆瓦上为度。取艾置碗下熏药至干，敲碗内与碗同声为度。取药研细，能治癞疥阴囊痒药一钱，敷数次全愈。

椒矾散　白占一钱　柏油烛一对　明矾一钱　川椒一钱　水银一钱

共研搽擦，能治诸疮。

扫尽曹家百万兵　大枫子肉二两　枯矾四两　樟脑三钱　蛇褪五分，烧存性　蜂房五个，烧存性

共为末，入柏油四两，水银五钱，同捣成膏，能治脓窠黄水痒痛，疥癣诸疮。

疥灵丹　硫黄　水银各一钱　油核桃肉一两　生猪板油一两

共捣如泥，闻臭及擦患处，能治疥疮。

二妙丹　吴茱萸焙　硫黄等分

研末，凡脓疥间杂者，入手心合掌摩擦，每日二次，三四日全愈。

五虎下西川　大枫肉末　蛇床子末各五钱　枯矾末一钱　水银二钱　白锅一钱

先将锅化开，次入水银，再入三味柏油，或柏油捣极匀，搽疮宜

椒礬散　白占一錢　柏油燭一對　明礬一錢　川椒一錢　水銀一錢
共研搽擦能治諸瘡
掃盡曹家百萬兵　大楓子肉二兩　枯礬四兩　樟腦三錢　蛇退五分燒
存性　蜂房五個燒存性　共為末入柏油四兩　水銀五錢　同搗成膏
能治膿窠黃水痒痛疥癬諸瘡
疥靈丹　硫黃　水銀各一錢　油核桃肉一兩　生猪板油一兩　共搗如
泥聞臭及擦患處能治疥瘡
二妙丹　吳茱萸焙　硫黃等分　研末凡膿疥間雜者　入手心合掌摩擦
每日二次三四日全愈
五虎下西川　大楓肉末　蛇床子末各五錢　枯礬末一錢　水銀二錢
白鍋一錢　先將鍋化開次入水銀再入三味柏油或柏油搗極勻搽瘡宜

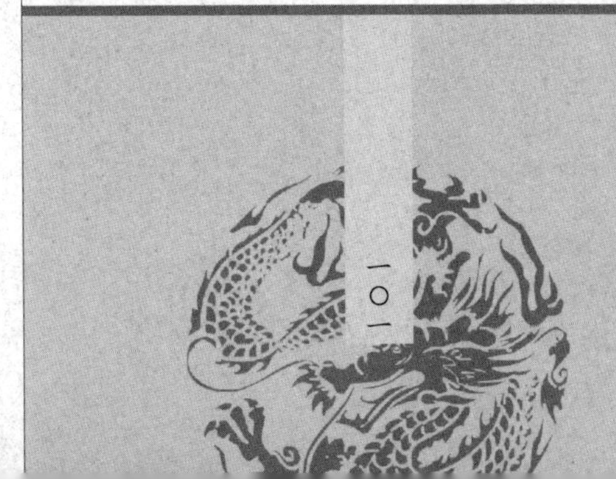

乾些蜡猪油搗亦可能治血風癬蟲坐板疥癩諸瘡

不傳妙方　綠柳樹根皮　川椒二味等分炒燥取淨末四兩　枯礬一兩　全蠍五只焙　共爲細末猪板油調搽

松黃散　專治腿上濕瘡　雄黃六錢　川柏一兩五錢　炒蛇床子一兩　炒川椒　輕粉　水銀各二錢共末　蜜陀僧四兩　硫黃三錢　明礬一錢二分　烟膠九錢　松香一兩三錢研末法用葱三兩搗汁拌熬烊入陰水內取起再拌入水取起三次爲度　共研極細專治腿上濕瘡紅紫流水奇痒久不得愈並治一切疥癬諸瘡濕瘡用桐油調敷諸瘡用木鱉子煎菜油調搽如膿窠瘡方中去水銀

又方　黃丹一兩水飛炒紫　鉛粉一兩　白龍骨一兩煅　松香一兩二錢　如前法製　共爲細末麻油調敷專治肥瘡生髮中　黃水瘡生周身　坐

干些，蜡猪油捣，亦可能治血风癣虫，坐板癞诸疮。

不传妙方　绿柳树根皮　川椒二味，等分，炒燥取净末，四两　枯矾一两　全蝎五只，焙

共为细末，猪板油调搽。

松黄散　专治腿上湿疮，雄黄六钱　川柏一两五钱　炒蛇床子一两　炒川椒　轻粉　水银各二钱，共末　蜜陀僧四两　硫黄三钱　明矾一钱二分　烟胶九钱　松香一两三钱，研末

法用葱三两，捣汁拌熬，烊入阴水内，取再拌入水，取起三次为度，共研极细，专治腿上湿疮，红紫流水奇痒，久不得愈，并治一切疥癣诸疮湿疮。用桐油调敷诸疮，用木鳖子煎菜油调搽，如脓窠疮方中去水银。

又方　黄丹一两，水飞炒紫　铅粉一两　白龙骨一两，煅　松香一两二钱

如前法制，共为细末，麻油调敷，专治肥疮生发中，黄水疮生周身，坐

板疮生臀上等症。

二妙散 茅山苍术一斤 川黄柏一斤

共炒存性，研末，麻油调，治湿风烂疮。

清凉散 轻粉 杭粉 蛤粉各一钱 青黛五分 煨石膏三钱 六一散三钱

共研细末，天泡疮用丝瓜汁调搽，或叶亦可发，火丹用火丹草捣汁调搽，余湿火疮等，俱用麻油调搽。

附慢惊吊心窝法 胡椒七粒 生栀子七个 葱白头七个 白散面一撮

右各研和匀，用鸡蛋白半个，调摊青布上，贴小孩心窝，日夜取去，有青布黑色即愈。如不愈，再照前法贴之。

外科方外奇方卷三终

板瘡生臀上 等症
二妙散 茅山蒼朮一斤 川黄柏一斤 共炒存性研末麻油調治濕風爛瘡
清凉散 輕粉 杭粉 蛤粉 各一錢 青黛五分 煨石膏三錢 六一
散三錢 共研細末天泡瘡用絲瓜汁調搽或葉亦可發火丹用火丹草搗
汁調搽餘濕火瘡等俱用麻油調搽
附慢驚吊心窩法 胡椒七粒 生梔子七個 葱白頭七個 白散麵一撮
右各研和匀用鷄蛋白半個調攤青布上貼小孩心窩日夜取去有青布黑
色卽愈如不愈再照前法貼之
外科方外奇方卷三終

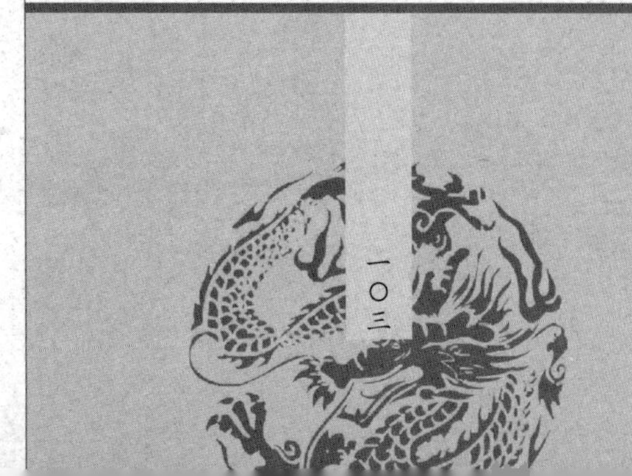

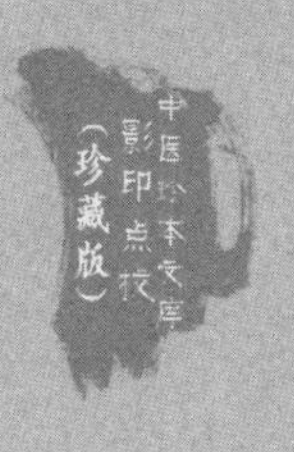

外科方外奇方卷四

清浙湖凌曉五先生遺著

後學 杭州沈仲圭錄存
紹興裘吉生校刊

臁瘡部

夾紙膏 冰片二分 麝香一分 銅綠五分 輕粉五分 水銀二分 共研至不見水銀星為度再用黄占五錢 雄黄猪板油一兩 共熬勻入前藥搗成膏隔紙攤貼好多刺針孔貼之

又方 龍骨四錢 銅青八錢 製甘石六錢黄連汁淬 黄柏六錢 製茅朮六錢 左牡蠣二兩煅 鉛粉八錢 黄丹八錢 冰片二分 生猪板油搗成膏

又方 龍骨五錢 沒藥二錢去油 明礬一錢 象皮河泥炒如無可不用

外科方外奇方卷四

清浙湖凌晓五先生遗著
后学 杭州沈仲圭录存
绍兴裘吉生校刊

臁疮部

夹纸膏 冰片二分 麝香一分 铜绿五分 轻粉五分 水银二分

共研至不见水银星为度，再用黄占五钱，雄黄猪板油一两。

共熬匀，入前药，捣成膏，隔纸摊贴好，多刺针孔贴之。

又方 龙骨四钱 铜青八钱 制甘石六钱，黄连汁淬 黄柏六钱 制茅术六钱 左牡蛎二两，煅 铅粉八钱 黄丹八钱 冰片二分 生猪板油捣成膏。

又方 龙骨五钱 没药二钱，去油 明矾一钱 象皮河泥炒，如无可不用

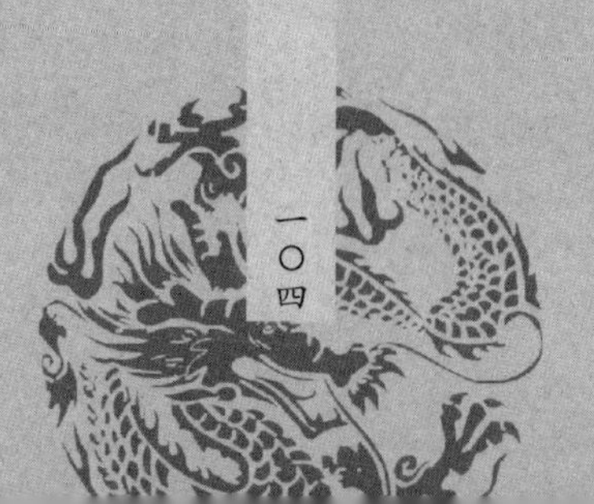

冰片一钱　石膏五钱，男人不用　制甘石三钱

共为细末，用猪油熬热，捣成膏，隔纸摊贴，用布绑紧。

又方　去油乳香三钱　铜青八钱　冰片一分　黄占三钱　白占三钱

各为细末，先将菜油四两，鸡蛋四枚，同熬枯，去渣，将二占镕入，次入乳、青二味，后入冰片，倾候冷。搅成膏，罐贮勿令泄气，隔纸摊贴膏药之外，须绵花裹脚，布包好，亦不可泄气。两周时一换，如不收口，用生肌散掺之。凡一切远年近时烂腿，十日之内包好，永不再发。

又方　鸡子黄廿个，同男子发熬取油约半杯　麻油一酒杯，同发熬　白占　黄占各一两五钱　血余炭一钱，为末　轻粉一钱，为末

先将麻油熬清，投入黄白二占，离火搅不住手，加入鸡子油，再搅待稍冷，下余三味，和成膏。

又方　桐油二两　白占四两　儿茶　轻粉　松香各二钱　铜青一钱

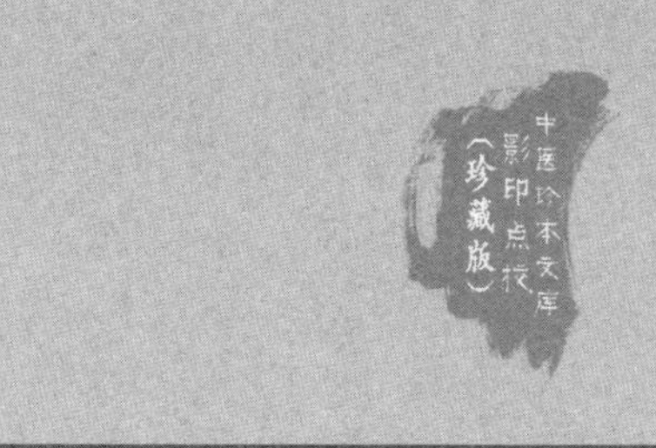

冰片一錢　石膏五錢男人不用　製甘石三錢　共爲細末用猪油熬熱
搗成膏隔紙攤貼用布綁緊
又方　去油乳香三錢　銅青八錢　冰片一分　黃占三錢　白占三錢
各爲細末先將菜油四兩　鷄蛋四枚　同熬枯去渣將二占鎔入次入乳
青二味後入冰片傾候冷　攪成膏罐貯勿令泄氣隔紙攤貼膏藥之外須
綿花裹脚布包好亦不可泄氣兩週時一換如不收口用生肌散摻之凡一
切遠年近時爛腿十日之内包好永不再發
又方　鷄子黃廿個同男子髮熬取油約半杯　麻油一酒杯同髮熬　白占
黃占各一兩五錢　血餘炭一錢爲末　輕粉一錢爲末　先將麻油熬清
投入黃白二占離火攪不住手加入雞子油再攪待稍冷下餘三味和成膏
又方　桐油二兩　白占四兩　兒茶　輕粉　松香各二錢　銅青一錢

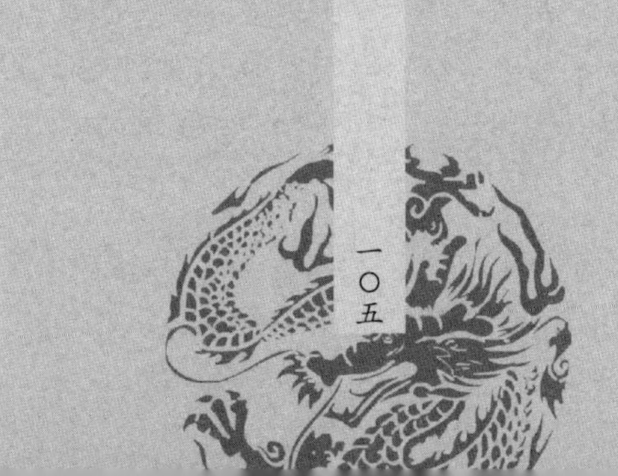

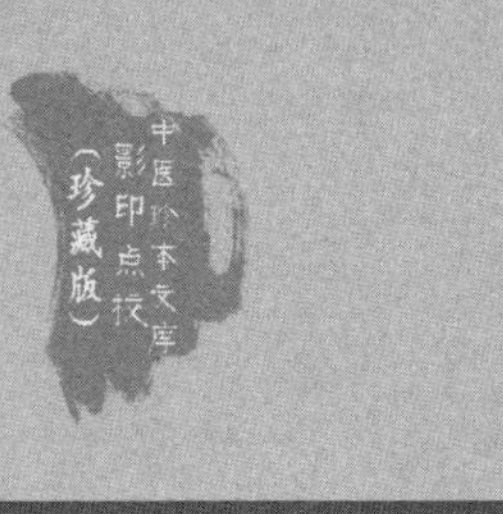

氷片三分先將桐油白占略熬不可太老再下餘藥調成膏舊傘紙做夾紙膏貼多刺鍼孔三日一換須先用當歸蒼朮煎湯洗淨患處然後貼膏所貼過之膏不可棄露天

又方　海螵蛸　頭髮灰　水龍骨即舊船底石灰　輕粉等分　桐油調做夾紙膏貼之

又方　兒茶　黃丹　胡粉　水龍骨　粉霜　龍骨　白蠟　黃柏　猪膽汁炙共爲末猪油搗成膏

隔紙膏　明礬　胡椒　川椒　皮硝　淮鹽磚用火煆透　白占等分　共爲細末用青油燭調油紙上貼之須令忍痛

又方　先將麻油三兩　煉川山甲一錢煆末　再下白占五錢五分　化勻又下煆陀僧末五分　飛黃丹一錢　和勻取起臨用以油紙攤上夾紙一

冰片三分

先将桐油、白占略熬，不可太老，再下余药，调成膏，旧伞纸做夹纸膏贴，多刺针孔，三日一换。须先用当归、苍术煎汤洗净患处，然后贴膏。所贴过之膏，不可弃露天。

又方　海螵蛸　头发灰　水龙骨即旧船底石灰　轻粉等分

桐油调，做夹纸膏贴之。

又方　儿茶　黄丹　胡粉　水龙骨　粉霜　龙骨　白蜡　黄柏　猪胆汁炙

共为末，猪油捣成膏。

隔纸膏　明矾　胡椒　川椒　皮硝　淮盐砖用火煅透　白占等分

共为细末，用青油烛调油纸上贴之，须令忍痛。

又方　先将麻油三两　炼川山甲一钱，煅末　再下白占五钱五分　化匀，又下煅陀僧末五分　飞黄丹一钱　和匀取起，临用以油纸摊上，夹纸一层，多刺针孔。先用楝树根煎汤洗净患处。然后贴上，外用薄绢一层扎紧，十日即愈。加烂脚，亦可将前法，洗净贴之，数日即愈。

又方 龟板炙研　醋煅芦甘石各三钱　轻粉二钱　冰片三分

共研细末，用麻油半酒杯，铜杓内熬滚，再入黄占二钱，镕化离火，待凝入前药末，搅匀。先以葱椒甘草汤洗净患处，油纸做夹纸摊贴。

白玉膏 白龙骨　煨石羔（膏）　制甘石　铅粉等分　猪油成膏。

又方 人中白一钱五分　寒水石一钱　冰片五厘　枯矾八分　赤石脂一钱，白者更妙，另煅　海螵蛸一钱　白占三分　麻油五钱

先将麻油熬清，次下占镕化，后下余药，搅成膏。

又方 芦甘石一两，火煅猪胆汁淬七日　海螵蛸一钱　白占五钱　枯矾一钱，或五六分，多则作痛　用猪板油捣成膏。

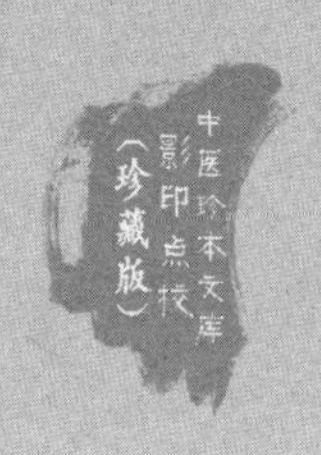

層多刺針孔先用楝樹根煎湯洗淨患處然後貼上外用薄絹一層扎緊十日即愈加爛脚亦可將前法洗淨貼之數日即愈

又方　龜板炙研　醋煆蘆甘石各三錢　輕粉二錢　氷片三分　共研細末用麻油半酒杯　銅杓內熬滚再入黃占二錢　鎔化離火待凝入前藥末攪勻先以葱椒甘草湯洗淨患處油紙做夾紙攤貼

白玉膏　白龍骨　煨石羔　製甘石　鉛粉等分　猪油成膏

又方　人中白一錢五分　寒水石一錢　氷片五厘　枯礬八分　赤石脂一錢白者更妙另煆　海螵蛸一錢　白占三分　麻油五錢　先將麻油熬清次下占鎔化後下餘藥攪成膏

又方　蘆甘石一兩火煆猪膽汁淬七日　海螵蛸一錢　白占五錢　枯礬一錢或五六分多則作痛　用猪板油搗成膏

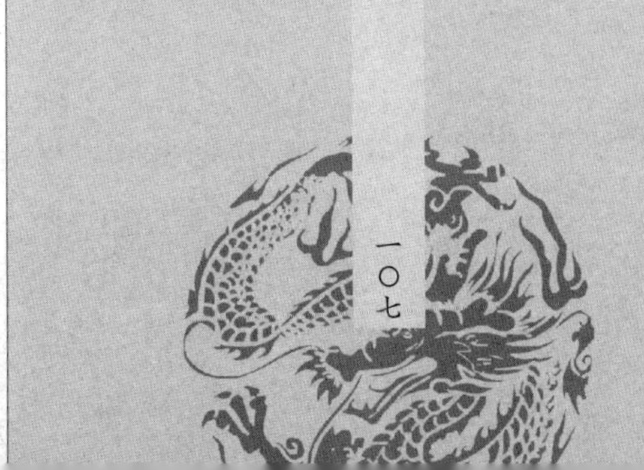

又方　乳香　沒藥各去油　象皮各五錢爲末　白占五錢　鉛粉研細
黄占　蜜陀僧各二兩爲末　輕粉四錢　上上真桐油一斤　入銅鍋内
熬至無沫澄清先入陀僧末攪勻取起入二占濃化攪勻俟油温放入五種
藥末攪勻以大綿紙攤上陰乾隨瘡大小剪貼遠年定效
金華散　煆石膏八兩　生石羔八兩　飛血丹一兩　共爲細末乾者香油
調敷溼者乾掺專治男女新久煅腿臁瘡及一切癰疖瘡毒用之且能去腐
生肌
臁瘡拔毒方　瀝青四兩　礬紅二兩　共爲細末香油調搽須忍痛則瘡内
出其毒可拔毒水盡再用收口藥並治坐板流膿瘡
臁瘡收口方　冰片三分　石決明二錢煆　川連一錢　血竭五分　琥珀
末一錢　寒水石三錢煆　乳香一錢去油　黄柏末五錢　共爲細末如

外科方外奇方卷四臁瘡部　五

又方　乳香　没药各去油　象皮各五钱，为末　白占五钱　铅粉研细　黄占　蜜陀僧各二两，为末　轻粉四钱　上上真桐油一斤　入铜锅内熬至无沫，澄清，先入陀僧末，搅匀，取起，入二占浓化搅匀。俟油温，放入五种药末，搅匀，以大绵纸摊上阴干，随疮大小剪贴，远年定效。

金华散　煨石膏八两　生石羔（膏）八两　飞血丹一两

共为细末，干者香油调敷，湿者干掺，专治男女新久毁腿臁疮，及一切痈疖疮毒。用之且能去腐生肌。

臁疮拔毒方　沥青四两　矾红二两

共为细末，香油调搽，须忍痛，则疮内出其毒，可拔毒，水尽再用收口药，并治坐板流脓疮。

臁疮收口方　冰片三分　石决明二钱，煅　川连一钱　血竭五分　琥珀末一钱　寒水石三钱，煅　乳香一钱，去油　黄柏末五钱

共为细末，如

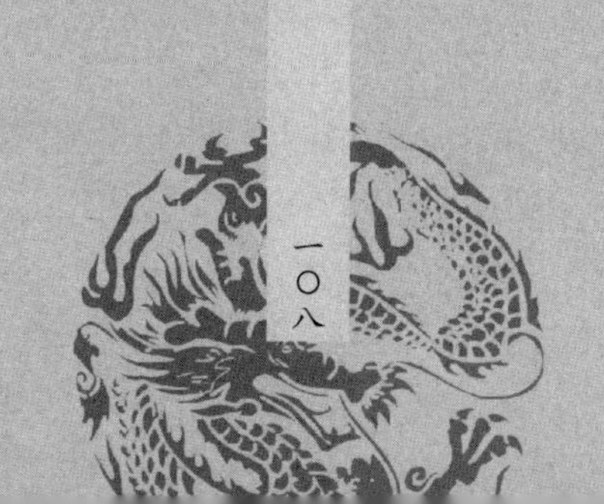

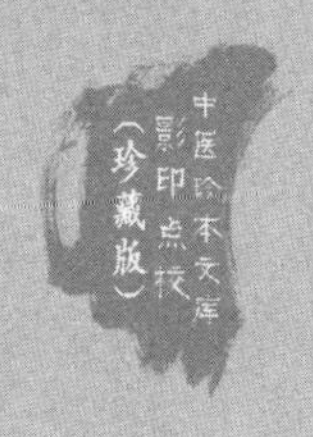

痒甚者，加飞矾五分。凡毒尽后，疮不起边，肉有红色，先将温苦茶洗一次，敷药一次，不数日收口，并治诸毒疮不敛。

臁疮阡张膏　香油四饭碗　乱头发四两　杉木皮三两，烧灰研末　白占二两　麝香五分，研细　先将香油熬将熟，入发熬化，次下杉木灰、白占。镕化后，将余药投入滚化，搅匀，以阡张纸入油内，收尽为度。贴三日翻一面，七日全愈。无论远近烂见骨者，半月收功。

臁疮收口方　象皮七钱　血竭二钱　龙骨五钱　冰片一钱　乳香二钱　没药二钱　海螵蛸一钱

共为细末掺。

烂腿臁疮方　象皮　八宝丹　冰片　芦甘石各等分

共研细，先以葱汤洗净患处，然后掺药。

誓不传方　荆芥一两　防风一两　川柏一两　陀僧五钱　铜绿五钱

痒甚者加飛礬五分　凡毒盡後瘡不起邊肉有紅色先將温苦茶洗一次敷藥一次不數日收口並治諸毒瘡不斂

臁瘡阡張膏　香油四飯碗　亂頭髮四兩　杉木皮三兩燒灰研末　白占二兩　麝香五分研細　先將香油熬將熟入髮熬化次下杉木灰白占鎔化後將餘藥投入滾化攪勻以阡張紙入油內收盡爲度貼三日翻一面七日全愈無論遠近爛見骨者半月收功

臁瘡收口方　象皮七錢　血竭二錢　龍骨五錢　冰片一錢　乳香二錢　沒藥二錢　海螵蛸一錢　共爲細末摻

爛腿臁瘡方　象皮　八寶丹　冰片　爐甘石各等分　共研細先以葱湯洗淨患處然後摻藥

誓不傳方　荆芥一兩　防風一兩　川柏一兩　陀僧五錢　銅綠五錢

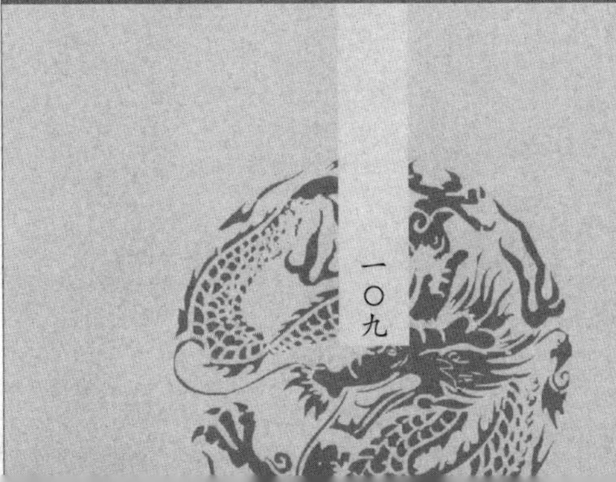

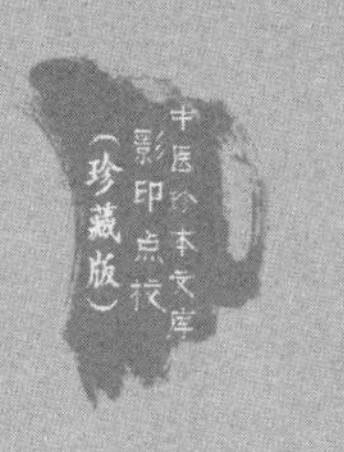

共爲細末先用水銀三錢蓖麻子十粒同研至不見星爲度用桐油煎數沸入前藥用油紙看瘡大小攤膏摺好刺孔千下用米泔洗淨患處貼之一日換一轉收膏擦淨不拘遠近爛腿數次即效

獨聖散　水龍骨炒乾爲末麻油調敷治臁瘡並治婦人裙韃瘡恙

癬瘡部

秘製癬瘡藥靈丹　鮮白槿皮一兩二錢　土槿皮六錢　白芨四兩　冬朮六錢　斑蝥一錢　檳榔四錢　大楓子油四錢　川椒三錢　番木鱉四錢　共爲粗末好滴花燒酒浸一月取酒搽擦專治風濕內鬱陽分變生癬癩汗斑並治脚縫濕痒一切風濕遠年坐板痒瘡等症其効如神

又方　生大黄　皮硝　荔枝核等分爲末米醋調搽牛皮頑癬加舊牛皮灰銅錢癬加古錢灰　荷葉癬加荷葉灰

共为细末，先用水银三钱、萆麻子十粒，同研至不见星为度，用桐油煎数沸，入前药，用油纸看疮大小摊膏，摺好，刺孔千下，用米泔洗净患处贴之。一日换一转，收膏擦净，不拘远近烂腿，数次即效。

独圣散　水龙骨炒干为末，麻油调敷，治臁疮，并治妇人裙鞭疮恙。

癣疮部

秘制癣疮药灵丹　鲜白槿皮一两二钱　土槿皮六钱　白芨四两　冬术六钱　斑蝥一钱　槟榔四钱　大枫子油四钱　川椒三钱　番木鳖四钱

共为粗末，好滴花烧酒浸一月，取酒搽擦。专治风湿内郁，阳分变生癣癞汗斑，并治脚缝湿痒，一切风湿，远年坐板痒疮等症，其效如神。

又方　生大黄　皮硝　荔枝核等分　为末，米醋调搽。牛皮顽癣加旧牛皮灰；铜钱癣加古钱灰；荷叶癣加荷叶灰。

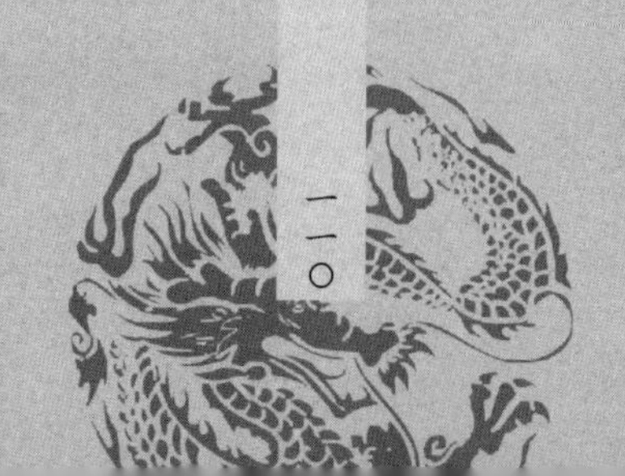

又方　土槿皮二钱　雄黄　槟榔各一钱　斑蝥四只　轻粉一分五厘　樟冰一分

各研细，火酒浸搽。

遍身顽癣　川槿皮一两　牙皂五钱　大枫子肉三钱　米醋一碗

共煎至半碗，去渣澄清，入明矾五钱，研细　皮硝五钱，研细　又煎至一小杯，和入土大黄根自然汁一小杯。先以川山甲刮微破，将笔蘸搽数日即愈。

癣药酒　海风藤　土大黄根　白果肉各五钱　白芷　白芨各三钱　槟榔五钱　斑猫七只　鲜金钱松根皮一两　雄黄三钱　滴烧酒半斤

浸药七日后，凡远年牛皮蛇皮，一切顽阴癣，以酒搽患处，五七遍自愈。

又方　槿树皮一钱　生南星五钱　槟榔一钱　樟脑五分　番木鳖五分　蟾酥三分　斑猫三只

用火酒浸擦。

治癣神效方　硫黄五两　红矾四两　火酒四两

先将硫黄入铜杓内化

又方　土槿皮二錢　雄黃　檳榔各一錢　斑蝥四只　輕粉一分五厘　樟冰一分　各研細火酒浸搽

徧身頑癬　川槿皮一兩　牙皂五錢　大楓子肉三錢　米醋一碗　共煎至半碗去渣澄清入明礬五錢研細　皮硝五錢研細　又煎至一小杯和入土大黃根自然汁一小杯　先以川山甲刮微破將筆蘸搽數日即愈

癬藥酒　海風藤　土大黃根　白果肉各五錢　白芷　白芨各三錢　檳榔五錢　斑猫七只　鮮金錢松根皮一兩　雄黃三錢　滴花燒酒半斤　浸藥七日後凡遠年牛皮蛇皮一切頑陰癬以酒搽患處五七遍自愈

又方　槿樹皮一錢　生南星五錢　檳榔一錢　樟腦五分　番木鱉五分　蟾酥三分　斑猫三只　用火酒浸搽

治癬神效方　硫黃五兩　紅礬四兩　火酒四兩　先將硫黃入銅杓內化

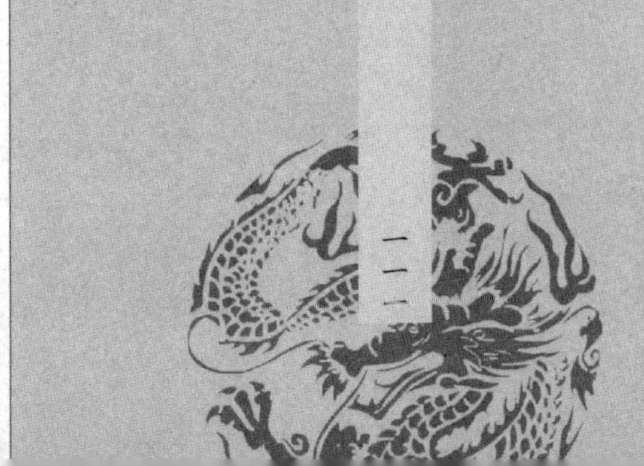

開用酒煮乾與紅礬同研細末米醋調搽或先用川山甲刮微破

一楊梅癬前藥加粉霜四分如前法擦　一狗疥癬前藥加入木鱉三分　一牛皮癬前藥加白砒四分　一頑癬前藥加輕粉二錢　一乳癬前藥加松香二錢　一荷葉癬前藥加枯礬二錢　一鷄皮癬前藥加輕粉二錢　同大黃搗爛以麻布包之蘸前藥擦之　一白風癬前藥加藥皮硝二錢

又方　白芨　白蘞　檳榔　土槿皮各二錢　輕粉一錢　火酒浸擦

又方　松樹根皮四兩　海桐皮　白蘚皮　白檳榔　雷丸各三兩　斑貓四十九下身加倍　共爲末醋水對調隔一夜用筆蘸搽一日三次七日全愈

又方　土大黃根三錢　蚯蚓糞三錢　雷公藤五分　大楓子肉一錢五分　防風一錢五分　山槿皮三錢　共爲末陳醋調搽

开，用酒煮干，与红矾同研细末，米醋调搽，或先用川山甲刮微破。

一杨梅癣，前药加粉霜，如前法擦。一狗疥癣，前药加入木鳖三分。一牛皮癣，前药加白砒四分。一顽癣，前药加轻粉二钱。一乳癣，前药加松香二钱。一荷叶癣，前药加枯矾二钱。一鸡皮癣，前药加轻粉二钱，同大黄捣烂，以麻布包之，蘸前药擦之。一白风癣，前药加药皮硝二钱。

又方　白芨　白蔹　槟榔　土槿皮各二钱　轻粉一钱　火酒浸擦。

又方　松树根皮四两　海桐皮　白藓皮　白槟榔　雷丸各三两　斑猫四十九，下身加倍

共为末，醋水对调，隔一夜，用笔蘸搽，一日三次，七日全愈。

又方　土大黄根三钱　蚯蚓粪三钱　雷公藤五分　大枫子肉一钱五分　防风一钱五分　山槿皮三钱

共为末，陈醋调搽。

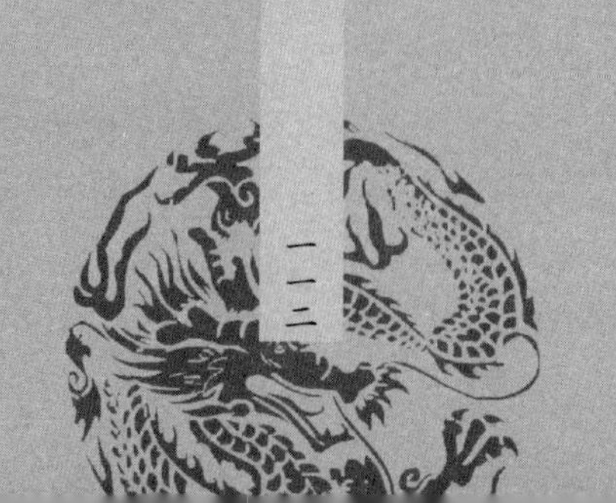

痔疮部

外痔搽药　顶大五倍子十个，钻孔去子　金头蜈蚣三条，碎　儿茶研，一两五钱

将二味装入倍子内，用银封纸固瓦上，煅以青烟尽，取起研末，配熊胆一钱，冰片五分，再研极细，先用皮硝泡汤洗痔后，以猪汁调搽。

追管丸　姜汁炒胡黄连一两　炙刺猬皮一两　当门子二分

共为末，饭和丸如麻子大，每服一钱。食前酒下，专治痔漏，不拘远近，服后管内脓水反多，是药力到也。脓水追尽，服后消管丸，自能奏效，不必疑忌。

消管丸　胡黄连二两，炒　炒甲片一两　石决明一两，煅　炒槐米一两

各取净末，秤准和匀，炼蜜丸，如麻子大，每服一钱。早晚二次，米汤下，至重者四十日全愈，再服完善丸。如四边疮口有硬肉突出，可加蚕茧廿个，炒研和入药内。

痔瘡部

外痔搽藥　頂大五倍子十個鑚孔去子　金頭蜈蚣三條碎　兒茶研一兩五錢　將二味裝入倍子內用銀封紙固瓦上煅以青烟盡取起研末配熊膽一錢　冰片五分　再研極細先用皮硝泡湯洗痔後以猪汁調搽

追管丸　薑汁炒胡黃連一兩　炙刺猬皮一兩　當門子二分　共爲末飯和丸如麻子大每服一錢　食前酒下專治痔漏不拘遠近服後管內膿水反多是藥力到也膿水追盡服後消管丸自能奏效不必疑忌

消管丸　胡黃連二兩炒　炒甲片一兩　石決明一兩煅　炒槐米一兩　各取淨末秤準和勻煉蜜丸如麻子大每服一錢　早晚二次米湯下至重者四十日全愈再服完善丸如四邊瘡口有硬肉突出可加蠶繭廿個炒研和入藥內

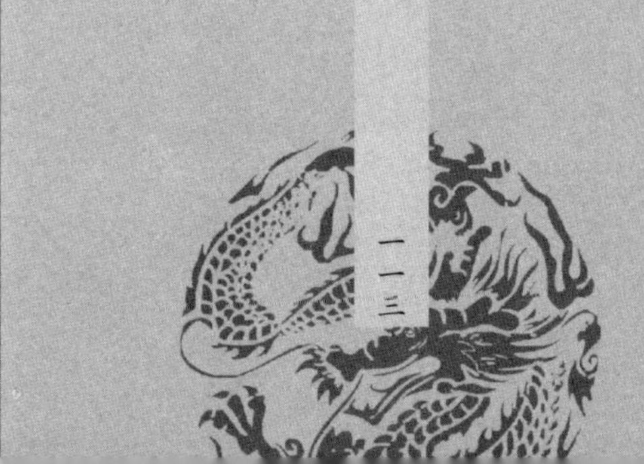

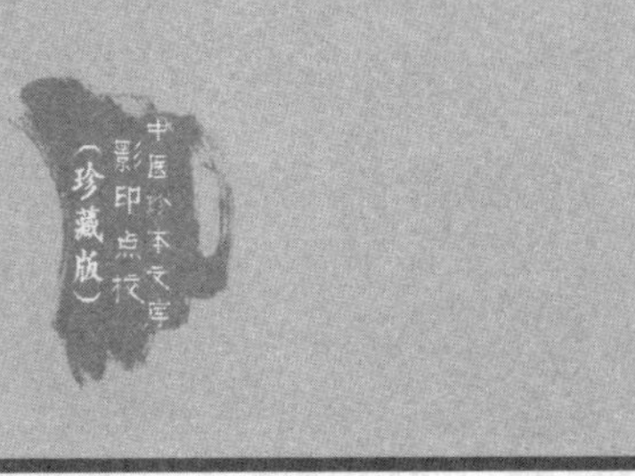

閉管丸(即完善丸)　夏枯草十兩　連翹殼五兩　甘草節五錢　金銀花四兩　共炒爲末　净銀花一斤煎濃汁和丸如菉豆大每服三錢　空心淡鹽湯下若起漏三五年兩服全愈一二年者一料即愈

外痔搽藥　寒水石四兩研極細末　大蜒蚰百個　同搗極爛陰乾再搗千餘下如香灰樣收貯臨用每末二錢　配冰片一分　和匀以蚌水調搽或猪膽汁串入眞麻油亦可初起者半月愈年久者一月斷根若痔內出血配入蒲黄三四分外洗用瓦花枳殼煎湯

治痔神棗散　頂大南棗一枚去核　眞銅綠須銅上刮下者不拘多少　鱉頭一個煮取净骨打碎　將銅綠鱉骨填滿棗內將棗合緊線紮煆存性爲末先將秋海棠根葉煎湯洗瘡後用清水調敷

洗痔極效方　葱白十個　瓦花一兩　馬牙莧五錢　皮硝五錢　五倍子

闭管丸（即完善丸）

夏枯草十两　连翘壳五两　甘草节五钱　金银花四两

共炒为末，净银花一斤煎浓汁，和丸如绿豆大，每服三钱。空心淡盐汤下，若起漏三五年，两服全愈。一二年者，一料即愈。

外痔搽药　寒水石四两，研极细末　大蜒蚰百个

同捣极烂，阴干再捣千余下，如香灰样，收贮。临用每末二钱，配冰片一分，和匀，以蚌水调搽，或猪胆汁串入真麻油亦可。初起者半月愈，年久者，一月断根。若痔内出血，配入蒲黄三四分，外洗用瓦花、枳壳煎汤。

治痔神枣散　顶大南枣一枚，去核　真铜绿须铜上刮下者，不拘多少　鳖头一个，煮取净骨打碎

将铜绿、鳖骨填满枣内，将枣合紧，线扎，煅存性，为末。先将秋海棠根叶煎汤洗疮后，用清水调敷。

洗痔极效方　葱白十个　瓦花一两　马牙苋五钱　皮硝五钱　五倍子

五钱　槐花五钱　茄根五个　花椒五钱

煎汤频洗。

又方　烂石榴三只　五倍子五钱　乌梅七个　槐米五钱　地骨皮五钱　煎汤。

痔漏插药　百草霜　黄连各二钱五分　冰片五分　麝香五分　旱莲草头炒　蜣螂虫各五钱　蚂蝗五条，瓦上炒焦

研细为末，丸如粟米大，纳入管内，三日后管即化出，用轻粉、乳香、麝香、韶粉、东丹、血竭末掺之收功。

痔疮化管方　田鸡皮炙灰　血余炭　黄明胶牡蛎拌炒

研末，每朝三钱冲服。

痔漏插药　小茴香一两　白芷三两　白矾一两

研细，铜杓内镕成饼，再入炭火上煅令烟尽，取出，出火毒，为细末，用麸糊成条，插入漏内，直透至痛处为止。每日三次，七日为止，十余日结痂而愈。如结只一孔，十日全愈。

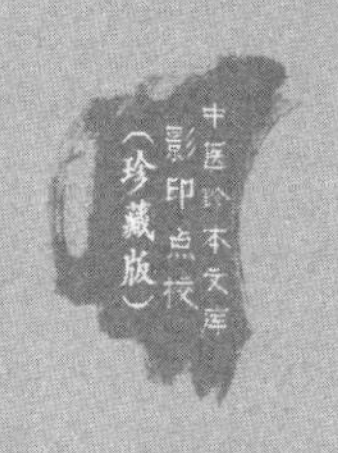

五錢　槐花五錢　茄根五個　花椒五錢　煎湯頻洗

又方　爛石榴三只　五倍子五錢　烏梅七個　槐米五錢　地骨皮五錢煎湯

痔漏插藥　百草霜　黄連各二錢五分　冰片五分　麝香五分　旱蓮草頭炒　蜣螂蟲各五錢　蚂蝗五條瓦上炒焦　研細爲末丸如粟米大納入管内三日後管即化出用輕粉　乳香　麝香　韶粉　東丹　血竭末摻之收功

痔瘡化管方　田鷄皮炙灰　血餘炭　黄明膠牡蠣拌炒　研末每朝三錢冲服

痔漏插藥　小茴香一兩　白芷三兩　白礬一兩　研細銅杓内鎔成餅再入炭火上煅令烟盡取出出火毒爲細末用麩糊成條插入漏内直透至痛處爲止每日三次七日爲止十餘日結痂而愈如結只一孔十日全愈

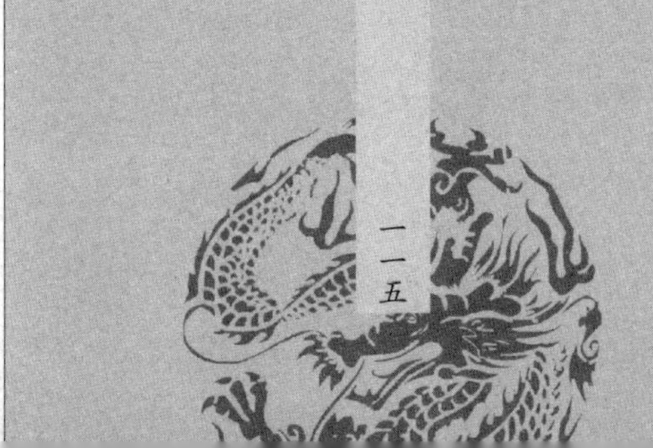

洗痔瘡方　徧地香　過冬青　鳳尾草各一種俱要鮮　煎湯薰洗二三次即好如無鮮者乾者亦可

痔漏精方　烏梅肉半斤　韭菜地蚯蚓七條瓦上焙燥　陳倉老米八合　研細飲和丸夜露早收每晨開水下每服三錢　不論久遠一料除根

枯痔散　明礬一兩　白砒三錢　共研細入陽城罐內外團炭火煉至烟起烟即砒毒人不可聞俟烟盡礬枯去炭次日取研至無聲爲度四圍搽之不可使藥流入中孔致令大痛

神散元珍丹　明礬煅熟存性不碎如菉豆大　以桂圓肉包之日服一粒雖重症服之百日斷根治痔以手搓之

又方　透明白礬一斤搗如豆大　入罐內如前法煉至礬笑罐外而枯其頂如痔形者即靈藥成也出火毒研極細或頂大雪梅片一二釐取津吐調於

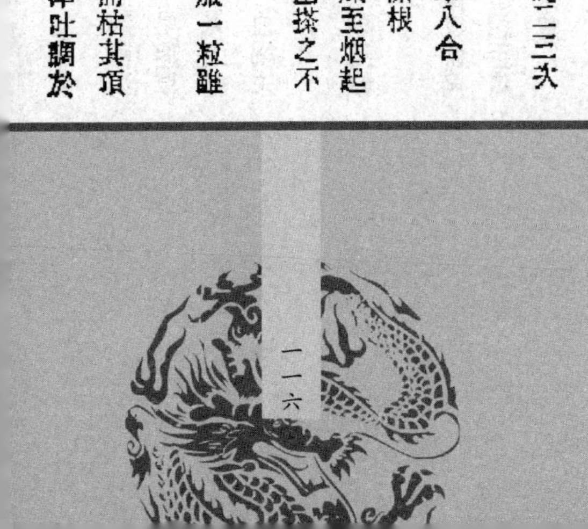

洗痔疮方　遍地香　过冬青　凤尾草各一种，俱要鲜

煎汤薰洗二三次即好，如无鲜者，干者亦可。

痔漏精方　乌梅肉半斤　韭菜地蚯蚓七条，瓦上焙燥　陈仓老米八合

研细，饮和丸，夜露早收，晨开水下，每服三钱。不论久远，一料除根。

枯痔散　明矾一两　白砒三钱

共研细，入阳城罐内，外团炭火，炼至烟起。烟即砒毒，人不可闻，俟烟尽矾枯，去炭。次日取，研至无声为度。四围搽之，不可使药流入中孔，致令大痛。

神散元珍丹　明矾煅熟存性，不碎如绿豆大，以桂圆肉包之，日服一粒，虽重症，服之百日断根，治痔以手搓之。

又方　透明白矾一斤，捣如豆大　入罐内，如前法炼至矾笑，罐外而枯，其顶如痔形者，即灵药成也。出火一次，研极细，或顶大，雪梅片一二厘，取津吐调于

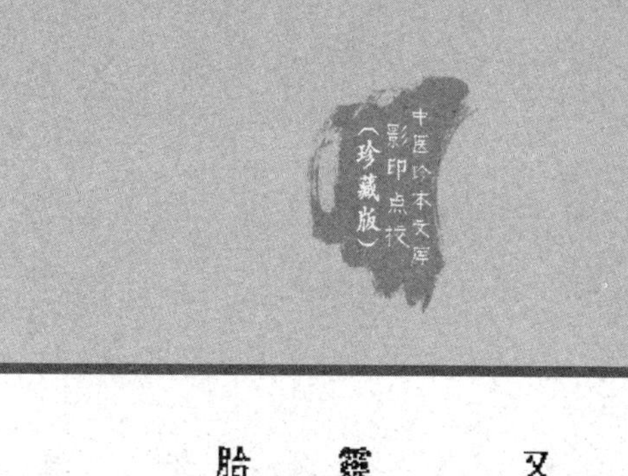

手心，搽痔上，不可多搽。再取竹白衣作膏药式，糊痔上数次即愈。其灵药底可合一切药。

又方　红砒不拘多少，瓦上煆至白烟尽为度　飞白矾各一钱　乌梅肉二钱，烧存性

共研极细，用时以津吐湿手指，蘸药于痔头痔身搓撚。一日二次，初敷不肿，五六日出臭，如出尽其痔干枯，此药不用。一方加白灵丹五分。

灵秘丹药　片脑一分　朴硝五分　熊胆二分　蜗牛一两　螺肉一两　橄榄炭五钱

捣烂水浸一夜，取水并药敷痔上。

胎元七味丸　头胎男子脐带三个，瓦上焙存性　陈棕炭七钱　京牛黄三分　槐米二钱　刺猬皮三钱　象皮四钱　地榆三钱

共研酥油、糯米，糊丸如蚕豆大，每服七丸，空心白滚汤下。专治痔漏，三日化管，七日平满血，清脓，上十日除根。

手心搽痔上不可多搽　再取竹白衣作膏藥式糊痔上數次即愈其靈藥底可合一切藥

又方　紅砒不拘多少瓦上煆至白烟盡爲度　飛白礬各一錢　烏梅肉二錢燒存性　共研極細用時以津吐溼手指醮藥於痔頭痔身搓撚一日二次初敷不腫五六日出臭如出盡其痔乾枯此藥不用一方加白靈丹五分

靈秘丹藥　片腦一分　朴硝五分　熊膽二分　蝸牛一兩　螺肉一兩　橄欖炭五錢　搗爛水浸一夜取水幷藥敷痔上

胎元七味丸　頭胎男子臍帶三個瓦上焙存性　陳棕炭七錢　京牛黃三分　槐米二錢　刺猬皮三錢　象皮四錢　地榆三錢　共研酥油糯米糊丸如蠶豆大每服七丸空心白滾湯下專治痔漏三日化管七日平滿血清膿上十日除根

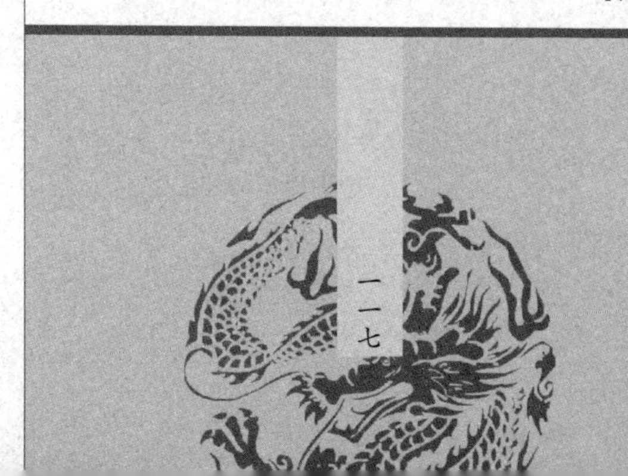

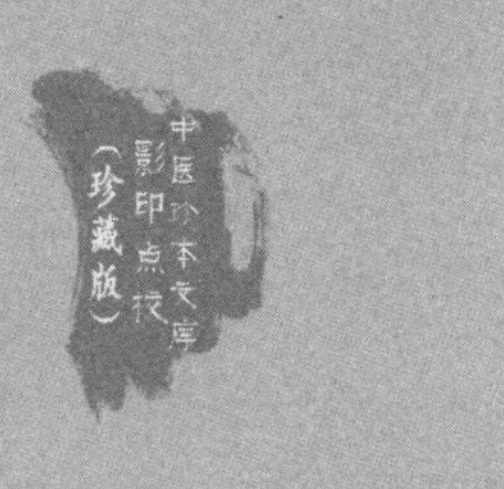

眼痔　用五倍子燒灰麻油油調搽

口牙部

牙疳方　川柏三錢　寒水石三錢　黃丹一錢　千層蚌殼一錢　人中白三錢　梅冰片一分　共研細末

牙疳回疳散　眞人中白五分煅　陳蠶繭二錢五分煅存性　五倍子一錢打碎去蟲　製明礬法用整五倍子一錢內裝明礬一錢煅枯研細末用　川連末五分　蘆薈末五分　犀牛黃三分　青黛五分　冰片四分　蟢子窠十七個煅存性　共爲細末先用河蚌煎湯漱口用少許吹之

砒棗散　紅棗三枚法每個去核入紅砒黃豆大一粒紮好炭火上煅盡白烟爲度出火氣共爲細末再入之以　人中白煅五分　冰片五厘　蘆薈三分　共爲細末擦之專治走牙疳

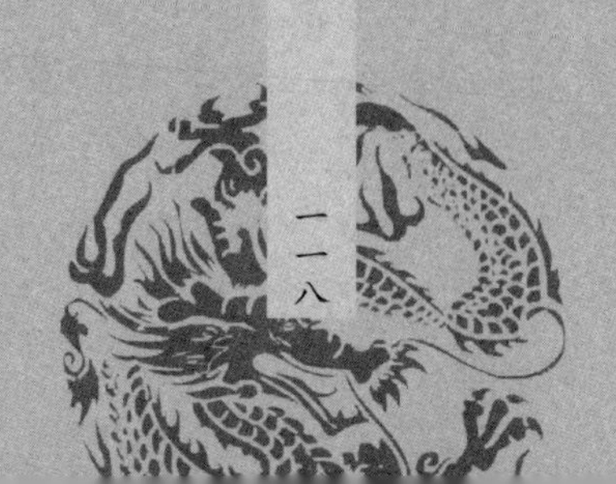

眼痔　用五倍子烧灰，麻油油调搽。

口牙部

牙疳方　川柏三钱　寒水石三钱　黄丹一钱　千层蚌壳一钱　人中白三钱　梅冰片一分

共研细末。

牙疳回疳散　真人中白五分，煅　陈蚕茧二钱五分，煅存性　五倍子一钱，打碎去虫　制明矾法，用整五倍子一钱，内装明矾一钱，煅枯研细末用　川连末五分　芦荟末五分　犀牛黄三分　青黛五分　冰片四分　蟢子窠十七个，煅存性

共为细末，先用河蚌煎汤漱口，用少许吹之。

砒枣散　红枣三枚，法每个去核，入红砒黄豆大一粒，扎好，炭火上煅尽白烟为度。出火气，共为细末，再入之以人中白煅，五分　冰片五厘　芦荟三分

共为细末，擦之专治走牙疳。

人龙散　戌腹粮，即狗屎中骨头，瓦上煅存性

为末，每一钱加冰片少许敷之，能治牙疳之疾。

又方　人龙瓦上焙　为研极细末，加青黛、冰片少许，和搽治同。

龙虎止疳散　屋上白猫屎　煅石膏等分

研末加入蛔虫一条，炙灰、冰片少许，共研极细吹之。专治痘后牙疳极凶危者，及走马牙疳，吹之神效。再服清火解毒之剂。

又方　绿矾一钱，炒红　煅石膏三钱　儿茶一钱　月石一钱　人中白一钱　冰片二分　人中黄一钱

研细，吹之立效。

牙痛方　薄荷尖五分　荜拨五分　月石三分　黄丹五分　梅片三分　樟脑五分　青盐五分　骨碎补去毛皮晒干，五分　麝香一分

共为细末，擦。

又方　生石膏一钱　细辛一钱　儿茶五分　川连一钱　冰片二分

共为

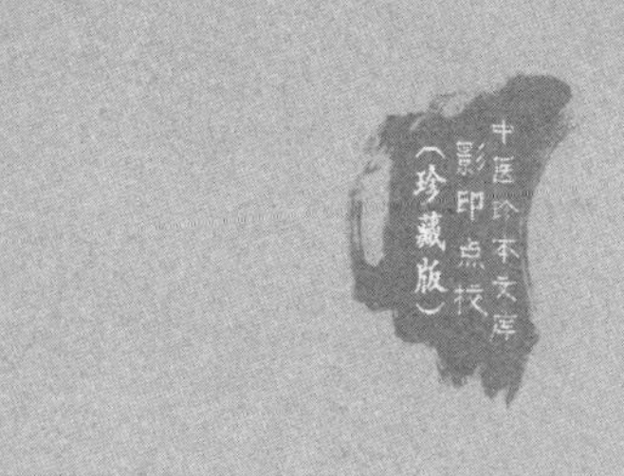

人龍散　戌腹糧卽狗屎中骨頭瓦上煅存性　爲末每一錢加冰片少許敷之能治牙疳之疾

又方　人龍瓦上焙　爲研極細末加青黛冰片少許和搽治同

龍虎止疳散　屋上白貓屎　煅石膏等分　研末加入蛔蟲一條炙灰冰片少許　共研極細吹之　專治痘後牙疳極凶危者及走馬牙疳吹之神效再服清火解毒之劑

又方　綠礬一錢炒紅　煅石膏三錢　兒茶一錢　月石一錢　人中白一錢　冰片二分　人中黃一錢　研細吹之立效

牙痛方　薄荷尖五分　蓽撥五分　月石三分　黃丹五分　梅片三分　樟腦五分　青鹽五分　骨碎補去毛皮晒乾五分　麝香一分　共爲細末搽

又方　生石膏一錢　細辛一錢　兒茶五分　川連一錢　冰片二分共爲

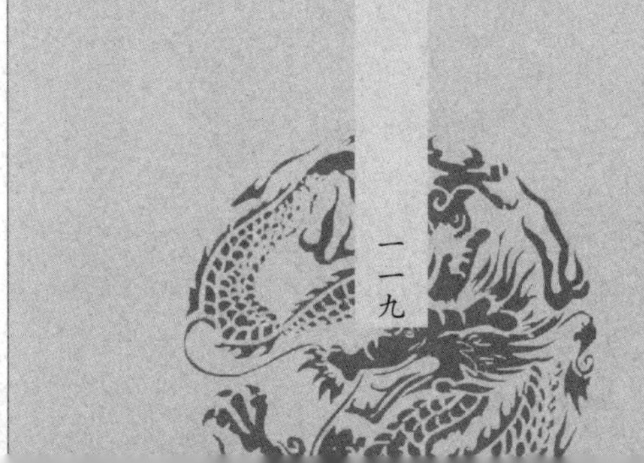

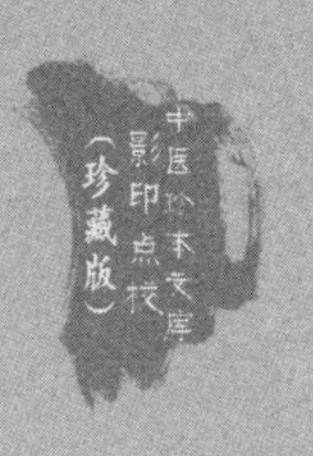

極細末擦之無論實火虛火蟲蛀疼痛俱可以治如虛疼加人參末三分蟲蛆加樟腦五分

牙痛方　蟾酥一錢陳酒化透　五靈脂一錢　麝香一錢　研和為丸均丸二百粒新零綢包絲線紮固裝磁缾內每遇風火蟲疼牙痛取一丸咬於患處丸化自愈

牙痛方　蓽撥一錢　川椒五分　石膏五分　青鹽四分　共為細末點於痛處立止

一笑散　初平方去火硝加蓽撥等分　青鹽　火硝　硼砂　樟腦各等分研細擦之立止牙痛

牙痛一笑散　火硝一錢　元明粉　生石膏　黄柏各五分　全蝎茶洗炙研　青鹽　月石　雄黄各三分　眞蟾酥五分　冰片二分　共研細末

极细末擦之，无论实火虚火，虫蛀疼痛，俱可以治。如虚疼，加人参末三分，虫蛆加樟脑五分。

牙痛方　蟾酥一钱，陈酒化透　五灵脂一钱　麝香一钱

研和为丸，均丸二百粒，新零绸包丝线扎固，装磁瓶内，每遇风火虫疼牙痛，取一丸咬于患处，丸化自愈。

牙痛方　荜拨一钱　川椒五分　石膏五分　青盐四分

共为细末，点于痛处，立止。

一笑散　初平方去火硝，加荜拨等分　青盐　火硝　硼砂　樟脑各等分　研细擦之，立止牙痛。

牙痛一笑散　火硝一钱　元明粉　生石膏　黄柏各五分　全蝎茶洗，炙研　青盐　月石　雄黄各三分　真蟾酥五分　冰片二分

共研细末

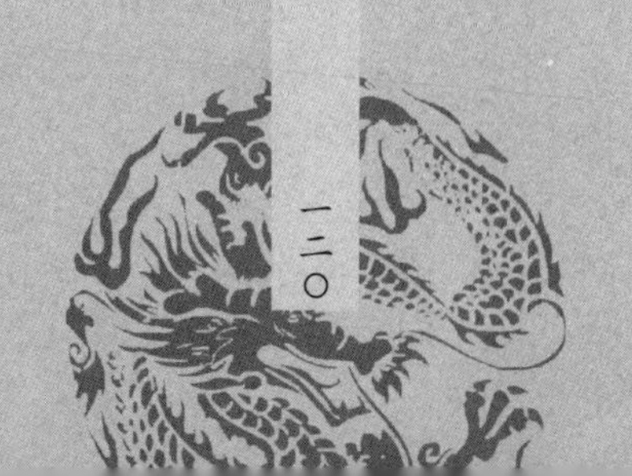

搽擦。

玉带膏 煅白龙骨五钱 用生栀子仁三钱 生川柏五钱 生黄芩五钱

铜锅内熬汁煮干龙骨为度，取出为末。再用铅粉五钱，麝香三分。并煮好龙骨同研细入碗内，加黄占一两，坐滚汤中熟化拌匀，用重连史纸铺火炉盖上。将药刷在纸上，剪成碎条，卧时贴在患处。次早起时取出，有黑色可验。专治牙痛。

哭来笑去方 潮脑 川椒去目，各五钱

用粗碗一只，椒铺碗底，樟脑盖面上，覆一碗盐，泥固济，火上升二炷香，取出为末。每用一二厘擦之，专治牙痛至重者，二次即效。

去牙痛方 雄活鲫鱼一尾，约四五两重 破开去肠不落水，用白信六钱为末，填入鱼腹，待其肉烂去砒不用肉，用净鱼骨晒干为末。每用些些安于患

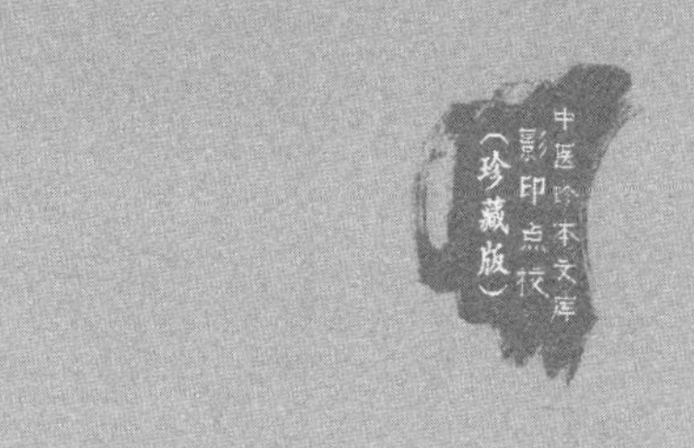

搽擦

玉帶膏 煆白龍骨五錢 用生梔子仁三錢 生川柏五錢 生黄芩五錢
銅鍋内熬汁煮乾龍骨爲度取出爲末再用鉛粉五錢 麝香三分 並煮
好龍骨同研細入碗内加黄占一兩 坐滚湯中熟化拌匀用重連史紙鋪
火爐蓋上將藥刷在紙上剪成碎條臥時貼在患處次早起時取出有黑色
可驗專治牙痛

哭來笑去方 潮腦 川椒去目各五錢 用粗碗一只椒鋪碗底樟腦蓋面
上覆一碗鹽泥固濟火上升二炷香取出爲末每用一二厘擦之專治牙痛
至重者二次即效

去牙痛方 雄活鯽魚一尾約四五兩重 破開去腸不落水用白信六錢爲
末填入魚腹待其肉爛去砒不用肉用淨魚骨晒乾爲末每用些些安於患

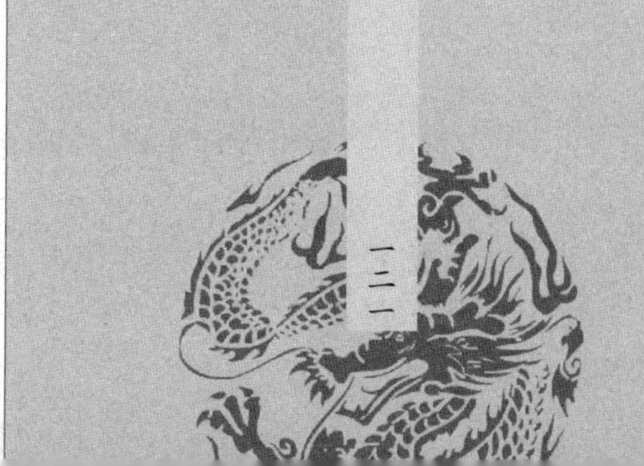

牙齦上膏盞一時許自落

柳華散　川柏末　眞靑黛　人中白　蒲黃等分　爲細末摻之此方能治口舌爛久不愈如去人中白蒲黃名華雲散加枯礬五倍子炒等分治牙痛

赴筵散　北細辛　黃芩　黃柏　黃連　乾薑　山梔子等分　共研細末或加氷片少許擦之專治口瘡

牙痛方　濂珠一分　硃砂一分　斑貓二錢去羽頭尾　右三味研細末用少許放膏上貼痛牙外面切勿貼口內

鼻耳部

鼻淵方(即腦漏)　蟾酥　龍骨　石首魚腦煆　共爲細末吹之或加辛夷氷片　各少許

又方　上血珀　眞廣藿香葉等分　研細吹之

牙龈上膏，盖一时许自落。

柳华散　川柏末　真青黛　人中白　蒲黄等分

为细末掺之。此方能治口舌烂，久不愈。如去人中白、蒲黄，名华云散。加枯矾、五倍子炒等分，治牙痛。

赴筵散　北细辛　黄芩　黄柏　黄连　干姜　山栀子等分

共研细末，或加冰片少许擦之。专治口疮。

牙痛方　濂珠一分　硃砂一分　斑猫二钱，去羽头尾

右三味研细末，用少许放膏上贴痛牙外面，切勿贴口内。

鼻耳部

鼻渊方（即脑漏）　蟾酥　龙骨　石首鱼脑煅

共为细末吹之，或加辛夷、冰片各少许。

又方　上血珀　真广藿香叶等分

研细吹之。

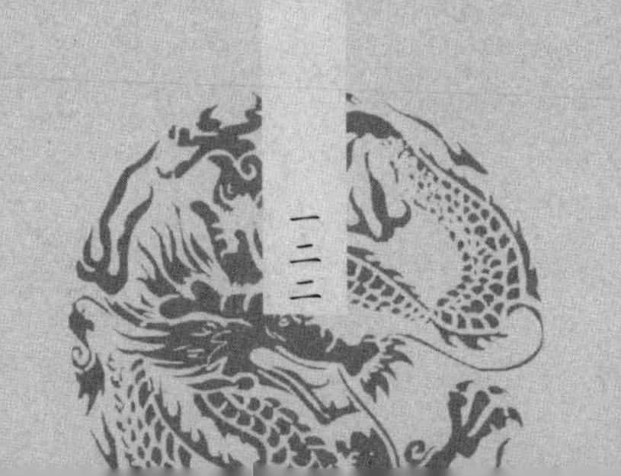

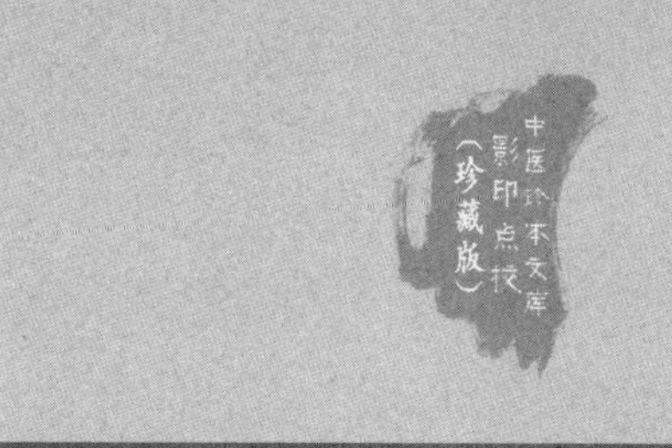

又方 白石脂一味，研细吹之，内服补中益气汤，或六味丸。

又方 搅硃漆绵兜一两 白鸽子翎去硬管捲入绵内一两 同煅存性，每灰一钱 加片脑七厘，共研末吹之。

鼻衄方 真石青 藜芦 胆矾等分
共研细末，少许吹之。

赤鼻方 硫黄入布袋内，用豆腐泔制三次，净重一两 轻粉 陀僧 白芷各一钱 白矾五分
共研末，唾搽，晚则搽，日则洗，自能奏功。

聤耳方 橘皮烧存性 血余炭 龙骨 江鱼牙等分 加冰片少许 研细吹之。

红绵散 煅龙骨 枯矾各三钱 海螵蛸 胭脂各一钱，烧灰 飞丹二钱 冰片三分
共为细末，先以绵纸搅去脓后吹之，专治聤耳出脓。

斮伤脑衣方 用南枣核仁焙燥研末吹之。

又方 白石脂一味研細吹之內服補中益氣湯或六味丸
又方 攪硃漆綿兜一兩 白鴿子翎去硬管捲入綿內一兩 同煆存性每灰一錢 加片腦七釐 共研末吹之
鼻衄方 眞石青 藜蘆 膽礬等分 共研細末少許吹之
赤鼻方 硫黃入布袋內用豆腐泔製三次淨重一兩 輕粉 陀僧 白芷各一錢 白礬五分 共研末唾搽晚則搽日則洗自能奏功
聤耳方 橘皮燒存性 血餘炭 龍骨 江魚牙等分 加冰片少許 研細吹之
紅綿散 煆龍骨 枯礬各三錢 海螵蛸 胭脂各一錢燒灰 飛丹二錢 冰片三分 共爲細末先以綿紙攪去膿後吹之專治聤耳出膿
斮傷腦衣方 用南棗核仁焙燥研末吹之

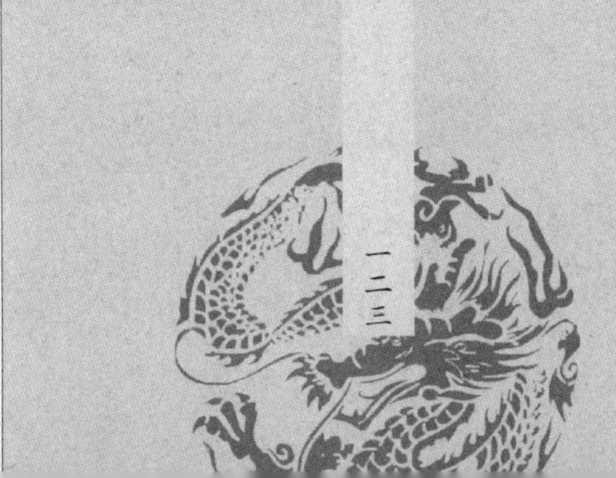

腦漏臭涕方　用五穀蟲焙　赤石脂等分　研細臭之
附混元一氣丹方　荆芥穗一錢　鬼箭羽一錢　香白芷一錢　公丁香一錢　川鬱金三錢　北細辛一錢五分　蘇合香一錢　寒食麪二錢　西香薷一錢五分　廣藿香三錢　降眞香三錢　紅靈丹三分　右各研細將寒食麪煎湯泛丸如粟米大將紅靈丹三分爲衣每服五分
治牙蟲風牙疼痛方　此方屢試神效　大梅片五分　飛辰砂五分　馬牙硝二錢　月石二錢　共研細末擦痛甚效

脚部

青螺散　眞銅靑　六一散等分　共爲細末摻專治脚痔脚疰
陰濕脚瘡久爛方　銅靑　膽礬各五分　飛黃丹二錢　蜜陀僧　輕粉　煨石膏各一錢　共爲末臨卧摻上痛一夕卽結痂或有痒處毒水不乾又

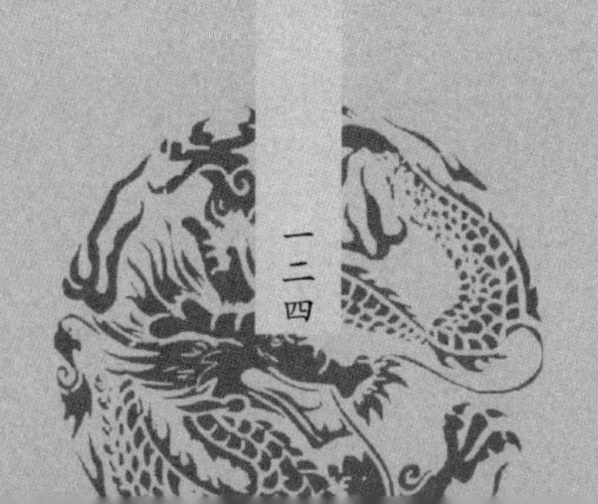

脑漏臭涕方　用五谷虫焙　赤石脂等分　研细臭之。

附混元一气丹方　荆芥穗一钱　鬼箭羽一钱　香白芷一钱　公丁香一钱　川郁金三钱　北细辛一钱五分　苏合香一钱　寒食面二钱　西香薷一钱五分　广藿香三钱　降真香三钱　红灵丹三分

右各研细，将寒食面煎汤泛丸如粟米大，将红灵丹三分为衣，每服五分。

治牙虫风牙疼痛方　此方屡试神效　大梅片五分　飞辰砂五分　马牙硝二钱　月石二钱

共研细末，擦痛甚效。

脚部

青螺散　真铜青　六一散等分

共为细末掺，专治脚痔脚疰。

阴湿脚疮久烂方　铜青　胆矾各五分　飞黄丹二钱　蜜陀僧　轻粉　煨石膏各一钱

共为末，临卧掺上痛，一夕即结痂，或有痒处，毒水不干，又掺上痒，极掺之。

烂脚丫方　月石　滑石各三钱　龙骨　川柏各二钱　百部二钱　陈茶叶六钱

共为末，临用加冰片一分敷之。

又方　用陈茶叶　陈黄泥砖，共末掺之。

烂腿方　轻粉一钱，漂净　铜绿一钱，漂净　海螵蛸四钱　赤石脂一两　滑石四钱　东丹一钱，漂

右药研细过筛，麻油敷患处。

补遗

小儿肺风痰喘方　雪裹青，即过冬青草，捣取汁，调天竹黄一二钱，服之。

又方　用白茄子磨水服之。

小儿胎疮方　苦参一两，研细　用母发一团　鸡子黄十个　熬出油，调入，候凝抹之。

摻上痒極摻之

爛脚丫方　月石　滑石各三錢　龍骨　川柏各二錢　百部二錢　陳茶葉六錢　共爲末臨用加冰片一分敷之

又方　用陳茶葉　陳黃泥磚共末摻之

爛腿方　輕粉一錢漂淨　銅綠一錢漂淨　海螵蛸四錢　赤石脂一兩　滑石四錢　東丹一錢漂　右藥研細過篩麻油敷患處

補遺

小兒肺風痰喘方　雪裏青即過冬青草搗取汁調天竹黄一二錢服之

又方　用白茄子磨水服之

小兒胎瘡方　苦參一兩研細　用母髮一團　雞子黄十個　熬出油調入候凝抹之

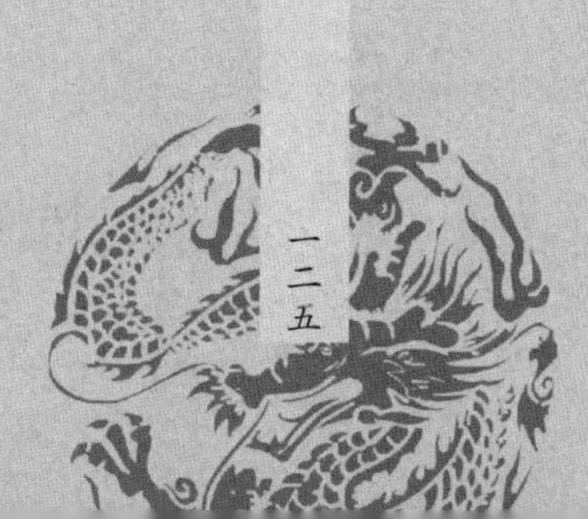

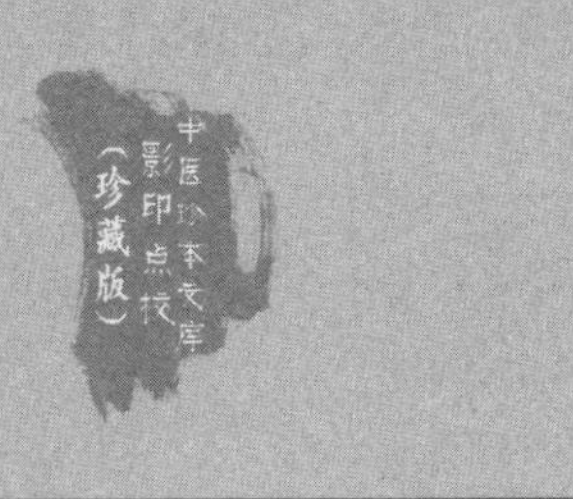

小兒頭上諸瘡方(名一抹全) 藜蘆 蛇床 飛黃丹各一錢六分 硫黃 白礬 赤石脂 五倍子 川柏各一錢五分 輕粉五分 共研末猪油調敷或淸油亦可

小兒胎癩方 明礬五錢 松香五錢 葱頭七枝 飯鍋上同燉熱待冷研細加入東丹三錢 氷片三分 用麻油調敷

小兒白頹方 用炮長藥油調先以米泔腐泔洗後敷一二次卽愈

又方 用鱘魚骨煆研敷

又方 用猪脚爪殼煆研油調搽

柏葉散 石柏末一錢五分 輕粉一錢 雄黃一錢 青黛二錢 滑石一錢 寒水石二錢煆 銀硃一錢五分 辰砂五分 鉛粉二錢 側柏葉末一錢 共爲細末絲瓜葉汁調搽治天泡瘡

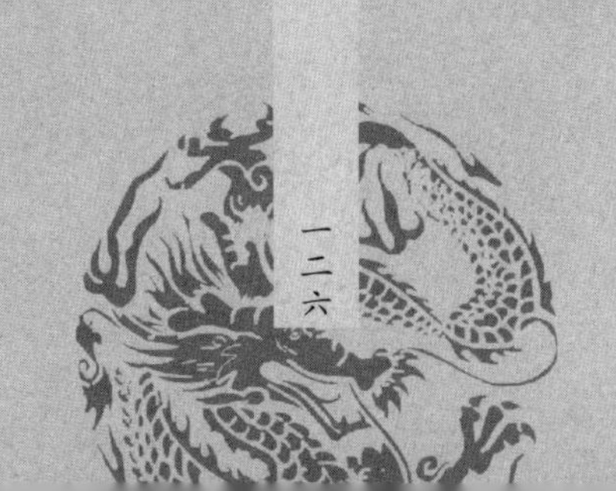

小儿头上诸疮方（名一抹全） 藜芦 蛇床 飞黄丹各一钱六分 硫黄 白矾 赤石脂 五倍子 川柏各一钱五分 轻粉五分

共研末，猪油调敷，或清油亦可。

小儿胎癞方 明矾五钱 松香五钱 葱头七枝

饭锅上同燉热待冷，研细，加入东丹三钱 冰片三分 用麻油调敷。

小儿白颓方 用炮长药油调，先以米泔腐泔洗后敷一二次即愈。

又方 用鲟鱼骨煅，研敷。

又方 用猪脚爪壳煅，研油调搽。

柏叶散 石柏末一钱五分 轻粉一钱 雄黄一钱 青黛二钱 滑石一钱 寒水石二钱，煅 银硃一钱五分 辰砂五分 铅粉二钱 侧柏叶末一钱

共为细末，丝瓜叶汁调搽，治天泡疮。

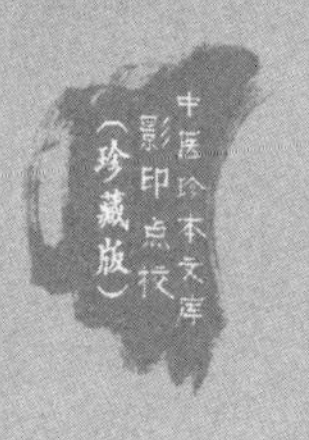

天泡疮方　明雄黄五分　川柏三分，研末　陀僧六分　女人扑面粉五分　石膏八分

共为末，丝瓜汁、麻油调搽二三次即愈。

炒灵丹　白芷四两，炒黑研末　圆眼核四两，炒黑存性

研末和匀，干者香油调搽，湿者干掺，专治湿烂蛇疮。

一擦无踪　臭硫黄三钱　鸡子两个

用真香油一酒钟入锅内，将鸡放锅内，同熬取油，以鸡子两面焦黄色为度，取出食之。将硫黄末放锅内，令熬数滚，随手搅匀，候冷取起，调搽疮上甚效。已经试过，三五日即全愈，永无再发之理。

不二散　蜜陀僧三钱　硫黄一两　草乌三钱　红砒一钱

共为细末，米醋调搽，专治汗斑。

又方　硫黄　明矾　白附子　海金沙　蜜陀僧

共研末，姜汁调

天泡瘡方　明雄黃五分　川柏三分研末　陀僧六分　女人撲面粉五分
石膏八分　共爲末絲瓜汁麻油調搽二三次卽愈

炒靈丹　白芷四兩炒黑研末　圓眼核四兩炒黑存性研末和勻乾者香油
調搽濕者乾摻專治濕爛蛇瘡

一擦無踪　臭硫黃三錢　鷄子兩個　用眞香油一酒鍾入鍋內將鷄放鍋
內同熬取油以鷄子兩面焦黃色爲度取出食之將硫黃末放鍋內令熬數
滾隨手攪勻候冷取起調搽瘡上甚效已經試過三五日卽全愈永無再發
之理

不二散　蜜陀僧三錢　硫黃一兩　草烏三錢　紅砒一錢　共爲細末米
醋調搽專治汗斑

又方　硫黃　明礬　雄黃　白附子　海金沙　蜜陀僧　共研末薑汁調

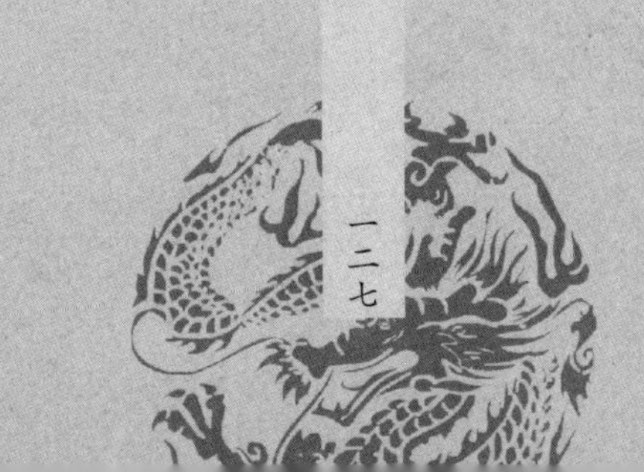

搽或用醋亦可一年者去皮一次十年者去皮十次擦後勿當風勿行房搧扇

湯火瘡方　生大黃　川柏　當歸等分　好酒炒炭研末麻油調搽或加之以地榆炭

又方　赤石脂　寒水石　大黃　川柏等各一兩　蒲黃二兩　紅丹五錢

爲末麻油調敷

又方　猪毛炭　輕粉少許　硼砂少許　研勻麻油調敷且無疤痕

又方　地榆炭研末麻油調敷

又方　無毛胎鼠菜油浸之愈久愈佳取油搽之

螵蛸散　海螵蛸五錢　五倍子炒焦　枯礬　兒茶　黃丹　赤石脂　蜜陀僧　鉛粉各二錢　共爲末濕者乾摻乾者柏油調搽專治黃水流膿瘡

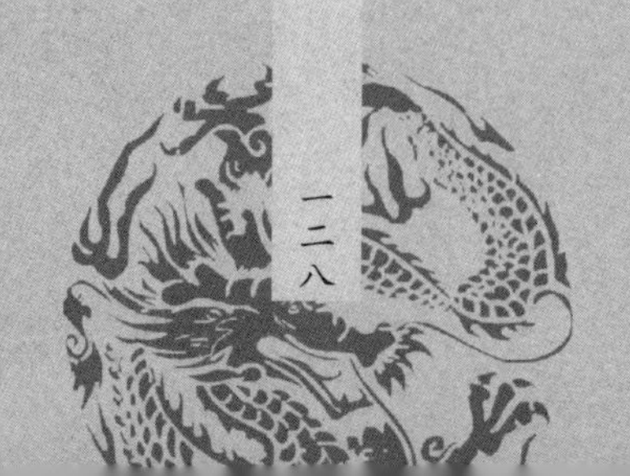

搽，或用醋亦可。一年者去皮一次，十年者去皮十次，擦后勿当风，勿行房搧扇。

汤火疮方　生大黄　川柏　当归等分　好酒炒炭，研末，麻油调搽，或加之以地榆炭。

又方　赤石脂　寒水石　大黄　川柏等各一两　蒲黄二两　红丹五钱

为末，麻油调敷。

又方　猪毛炭　轻粉少许　硼砂少许

研匀，麻油调敷，且无疤痕。

又方　地榆炭研末，麻油调敷。

又方　无毛胎鼠、菜油浸之，愈久愈佳，取油搽之。

螵蛸散　海螵蛸五钱　五倍子炒焦　枯矾　儿茶　黄丹　赤石脂　蜜陀僧　铅粉各二钱

共为末，湿者干掺，干者柏油调搽。专治黄水流脓疮。

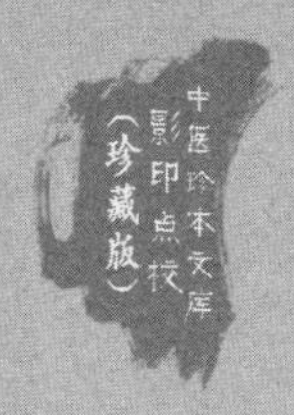

陆定圃先生，脓窠类，屡久不痊，此方甚效。

又方 麝香一厘半 硫黄二厘半 白蔹五分 白芨五分 蜜陀僧一钱 腰黄二分半 白芷五分 生附子一钱五分

各生为末，和匀，以生白附、生姜汁捣成饼擦之。专治白点风、汗斑等症。

紫苏散 六一散四钱 紫苏叶一钱五分 儿茶一钱 赤石脂二钱

共为细末，先以紫苏、紫背浮萍煎汤重（熏）洗，然后敷之。专治阴囊烂，名绣毬风。

又方 用铅粉研细，生桐油调搽。

珠母散 陈蚌壳煅 儿茶 轻粉 飞滑石 人中白各二钱，煅 煅龙骨 枯矾各一钱 冰片三分

共研末，专治妇人阴痒，甚者令人发热。如劳先以鸡肝，或猪肝，切作长条，蒸熟，插入阴户。过一夜，次早取出。如此二三次，痒减虫净。然后用麻油调搽。

陸定圃先生方膿窠類屢久不痊此方甚效

又方 麝香一釐半 硫黃二釐半 白蘞五分 白芨五分 蜜陀僧一錢 腰黃二分半 白芷五分 生附子一錢五分 各生爲末和勻以生白附生薑汁搗成餅擦之專治白點風汗斑等症

紫蘇散 六一散四錢 紫蘇葉一錢五分 兒茶一錢 赤石脂二錢 共爲細末先以紫蘇紫背浮萍煎湯重洗然後敷之專治陰囊爛名繡毬風

又方 用鉛粉研細生桐油調搽

珠母散 陳蚌殼煆 兒茶 輕粉 飛滑石 人中白各二錢煆 煆龍骨 枯礬各一錢 冰片三分 共研末專治婦人陰痒甚者令人發熱如勞先以雞肝或猪肝切作長條蒸熟插入陰戶過一夜次早取出如此二三次痒減蟲淨然後用麻油調搽

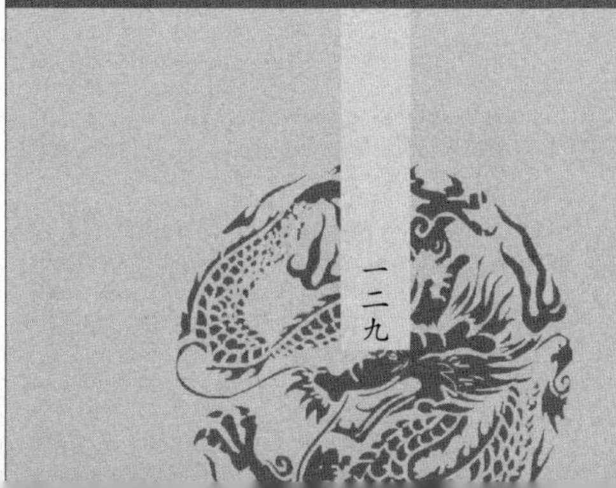

坐板瘡　飛滑石　生大黄　人中白　蜜陀僧等分　共研細摻患處

肺風瘡　蜈蚣一條焙　雄黄一錢　硫黄一錢　共爲細末夏月用白茄子搗汁調搽冬月用柏油杵膏搽之臨臥搽上次早洗去半月全愈

纏腰火丹方　挑瞎蛇頭上眼用坑缸上舊箍炙炭爲末麻油調搽

又方　蛇褪燒存性坑堋上浮泥同研用童便調敷

金甲散　川山甲一只全者　生漆一斤　每日將山甲漆數次漆完用瓦器將山甲炙灰如病人要頭身先好即服川山甲頭身起一錢　足先好即服川山甲足四只起對陳酒服完即愈如山甲有一不全病人亦缺一不全爲

專治大痲風仙方

地耳散　地踏菜晒乾爲末猪油調敷治湯泡傷

又方　泡過爛茶葉藏甕內取抹並治火傷

坐板疮　飞滑石　生大黄　人中白　蜜陀僧等分

共研细，掺患处。

肺风疮　蜈蚣一条，焙　雄黄一钱　硫黄一钱

共为细末，夏月用白茄子捣汁调搽。冬月用柏油杵膏搽之，临卧搽上，次早洗去，半月全愈。

缠腰火丹方　挑瞎蛇头上眼，用坑缸上，旧箍炙炭为末，麻油调搽。

又方　蛇褪烧存性，坑堋上浮泥同研，用童便调敷。

金甲散　川山甲一只，全者　生漆一斤

每日将山甲漆数次漆完，用瓦器将山甲炙灰，如病人要头身先好，即服川山甲，头身起，一钱。足先好，即服川山甲足。四只起，对陈酒服完即愈。如山甲有一不全，病人亦缺一不全，为专治大麻风仙方。

地耳散　地踏菜，晒干为末，猪油调敷，治汤泡伤。

又方　泡过烂茶叶，藏甏内，取抹，并治火伤。

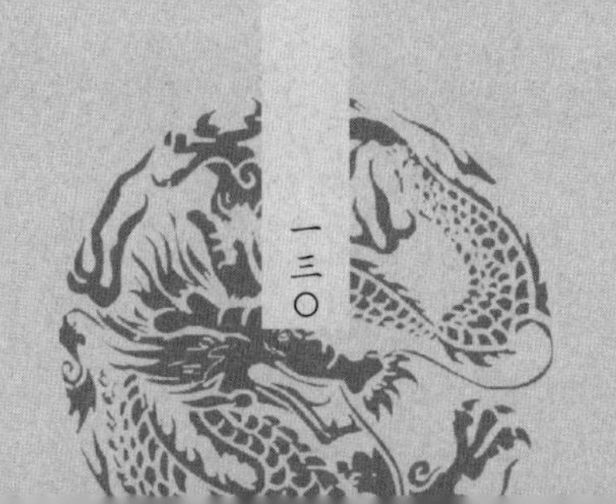

又方　秋葵花，手未捏过，浸麻油，如遇汤火伤者，取油搽之。

黄水秃疮方　嫩松黄葱制过，二两　黄丹一两　无名异一钱　炒铅粉一钱　轻粉三分

共研末，先以米泔洗净患处，用香油调敷。

瘖癀头，方用化铜旧罐研细末，加轻粉、冰片少许，香油调搽神效。

手足鸡眼方　用大蜈蚣干一对，炙

研细，掺膏药上贴之，一周时即化黄水。

又方　蜈蚣一钱　硇砂一钱　白矾少许

用麻油浸埋地下一日，取出点之。

冻瘃方　白芨研末　用萝蔔一个，挖空入柏油于内，蒸透取油调搽。

又方　旧泥盒烧灰，研细，油调搽。

冻疮汤火疮方　用煆瓦楞子，研极细末，加冰片少许，麻油调敷。

天蛇头方　用猪胆一枚，入全蜈蚣一条，研末，雄黄少许，套上即瘥。

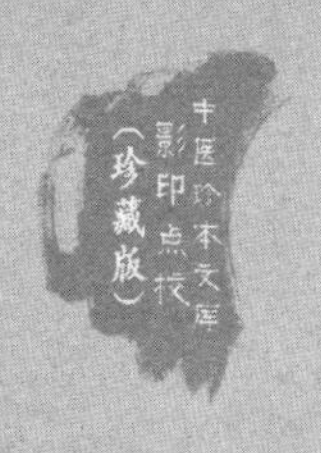

又方　秋葵花手未揑過　浸蔴油如遇湯火傷者取油搽之
黄水秃瘡方　嫩松黄葱製過二兩　黄丹一兩　無名巽一錢　炒鉛粉一錢　輕粉三分　共研末先以米泔洗淨患處用香油調敷
瘖癀頭方用化銅舊罐研細末　加輕粉　氷片少許　香油調搽神效
手足雞眼方　用大蜈蚣乾一對炙　研細摻膏藥上貼之一周時卽化黄水
又方　蜈蚣一錢　硇砂一錢　白礬少許　用蔴油浸埋地下一日取出點之
凍瘃方　白芨研末　用蘿蔔一個挖空入柏油於内蒸透取油調搽
又方　舊泥盒燒灰研細油調搽
凍瘡湯火瘡方　用煆瓦楞子研極細末加氷片少許　蔴油調敷
天蛇頭方　用猪膽一枚入全蜈蚣一條研末　雄黄少許　套上卽瘥

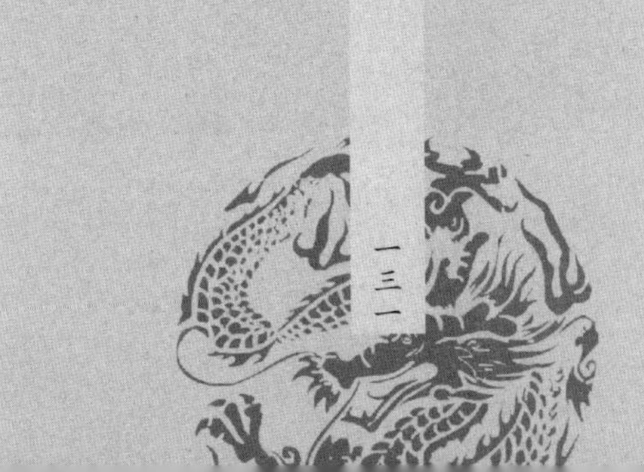

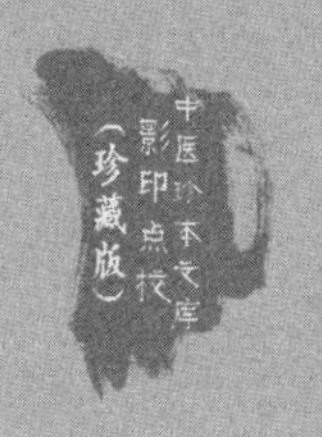

羊鬚瘡方　旋覆花一錢焙　舊綿絮胎一兩燒存性　共研末麻油調搽

損傷方　當歸二錢　丁香五分　枳殼二錢　川芎二錢　辰砂五分　沉香一錢　乳香二錢　木香二錢　蘇木二錢　川烏五分　桂枝二錢　牛膝二錢　血竭一錢五分　肉桂一錢　杜仲二錢　麝香三分　參三七一錢　草烏五分　共研細末和勻用好酒冲服

懸梁死急救法　弔死者切不可剪斷繩帶先用軟泥將人糞門封好若女子封好陰戶糞門兩處將人慢慢放下落地用細辛一分　牙皂一分　共研極細末用葱管吹入鼻中候其喉中有聲此藥吹完再用九死還魂草三錢　飛淨眞辰砂一錢　將水煎濃吹耳鼻候其面紅再用生薑汁一杯　飲下蓋被出汗再服米泔水一杯即愈

九龍神咒丹　專治跌打瘋氣立效神方累試累愈　川烏三錢　草烏三錢

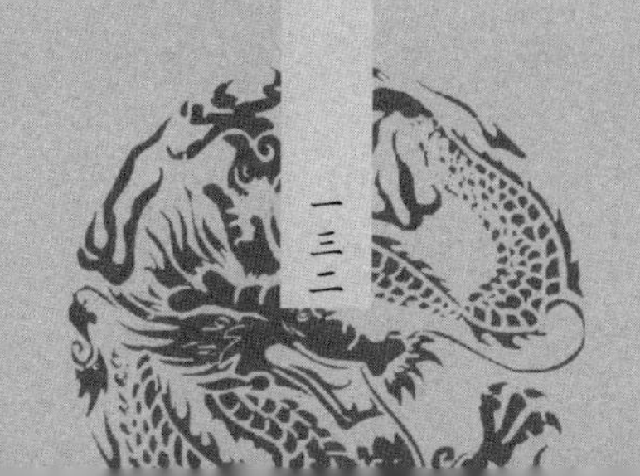

羊须疮方　旋覆花一钱，焙　旧绵絮胎一两，烧存性

共研末，麻油调搽。

损伤方　当归二钱　丁香五分　枳壳二钱　川芎二钱　辰砂五分　沉香一钱　乳香二钱　木香二钱　苏木二钱　川乌五分　桂枝二钱　牛膝二钱　血竭一钱五分　肉桂一钱　杜仲二钱　麝香三分　参三七一钱　草乌五分

共研细末，和匀，用好酒冲服。

悬梁死急救法　吊死者，切不可剪断绳带，先用软泥将人粪门封好。若女子，封好阴户、粪门两处，将人慢慢放下，落地，用细辛一分，牙皂一分，共研极细末，用葱管吹入鼻中，候其喉中有声，此药吹完，再用九死还魂草三钱，飞净真辰砂一钱，将水煎浓，吹耳、鼻。候其面红，再用生姜汁一杯，饮下盖被出汗，再服米泔水一杯，即愈。

九龙神咒丹　专治跌打疯气，立效，神方，累试累愈，川乌三钱　草乌三钱

硃砂二钱　硼砂六分　梅片二分　原香二分　丁香二分　硫黄六分

以上八味，各研极细末，用黄表纸，硃笔书九龙字符九张，用铜锅一只，洗净，用新布三块揩干。又备新竹板一片，炒药用的，先将炉炭加好听用，将锅先焚龙字符一张，再烧龙字符一张，亦焚在锅内，将川乌放下。再烧龙字符一张，将草乌放下炒，余皆仿此。次第龙字符药味均炒至硫黄入锅镕化，即倒干磁盆内，薄薄摊开，均分作三四盆。候冷，冰成片块，磁瓶收贮，切勿泄气。如遇患病，用筷一只，频点点至痛处，用老姜一薄片，姜上置药一块，如黄豆大，用明火烧药，燃着忍痛，候药性烧尽为度。再点仍烧，以不痛为止即愈。试验无算，用硃笔书龙字样，一口气书一张，不可二口气，为要为要。

附符式例左

龙　龙龙龙龙
龙龙龙龙　照此符式，写九龙字，及制药之日务，要斋戒沐浴，虔心静室。

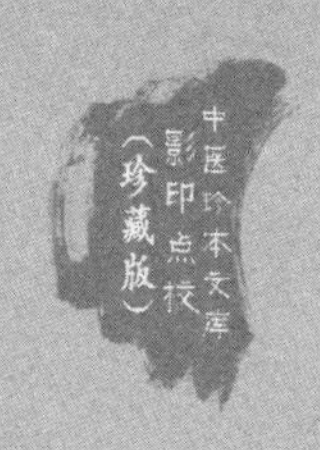

硃砂二錢　硼砂六分　梅片二分　原香二分　丁香二分　硫黃六分

以上八味各研極細末用黃表紙硃筆書九龍字符九張用銅鍋一只洗淨用新布三塊揩乾又備新竹板一片炒藥用的先將爐炭加好聽用將鍋先焚龍字符一張再燒龍字符一張亦焚在鍋內將川烏放下再燒龍字符一張將草烏放下炒餘皆倣此次第龍字符藥味均炒至硫黃入鍋鎔化即倒乾磁盆內薄薄攤開均分作三四盆候冷冰成片塊磁瓶收貯切勿泄氣如遇患病用筷一只頻點點至痛處用老薑一薄片薑上置藥一塊如黃豆大用明火燒藥燃着忍痛候藥性燒盡爲度再點仍燒以不痛爲止即愈試驗無算用硃筆書龍字樣一口氣書一張不可二口氣爲要爲要

附符式例左

龍龍龍龍
龍　龍龍龍龍　照此符式寫九龍字及製藥之日務要齋戒沐浴虔心靜室

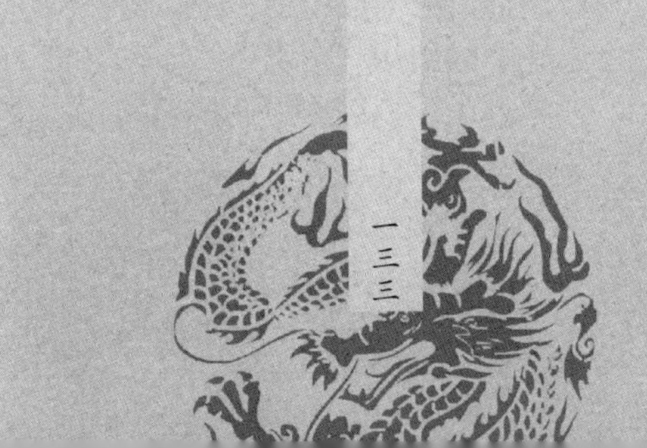

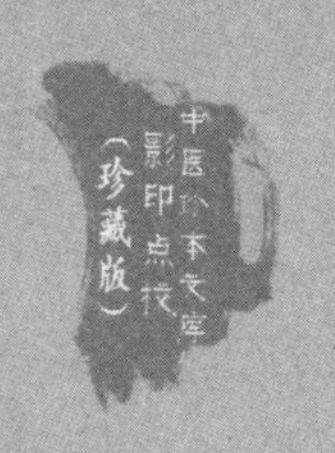

至要至要

桃花散即刀傷藥　千年石灰二兩　生大黄六錢　共炒黄同研極細末敷患處即效

瘋氣藥酒方　鑽地風　宣木瓜　漢防己　秦艽　野桑梗　川羌活　粒紅花　千年健　當歸　以上九味各四錢加南棗廿枚冰糖二兩陳酒四斤外用大瓦瓶一只將藥連酒浸入瓶内封口夾水煮滾點一炷香候香緩緩再滾香盡藥好每日清晨隨量飲之再滾二次如不見效再服一劑即愈

下疳方　橄欖灰四錢　大梅片二分　紅小昇四錢　如自生用菜油調敷斲喪用麻油調無論乾濕先須乾撒一次再調塗如法

武定候府方　治楊梅結毒瘡　輕粉一錢　杏仁三十粒去皮　雄黄一錢半　冰片少許　共爲末　先以甘草湯洗淨用雄猪膽汁調搽上二三

至要！至要！

桃花散即刀伤药　千年石灰二两　生大黄六钱

共炒黄，同研极细末，敷患处即效。

疯气药酒方　钻地风　宣木瓜　汉防己　秦艽　野桑梗　川羌活　粒红花　千年健　当归

以上九味，各四钱，加南枣廿枚，冰糖二两，陈酒四斤，外用大瓦瓶一只，将药连酒浸入瓶内，封口，夹水煮滚，点一炷香。候香缓缓，再滚，香尽药好。每日清晨随量饮之，再滚二次。如不见效，再服一剂，即愈。

下疳方　橄榄灰四钱　大梅片二分　红小升四钱　如自生用菜油调敷，斲丧用麻油调，无论干湿，先须干撒一次，再调涂如法。

武定候府方　治杨梅结毒疮　轻粉一钱　杏仁三十粒，去皮　雄黄一钱半　冰片少许

共为末，先以甘草汤洗净，用雄猪胆汁调搽上，二三

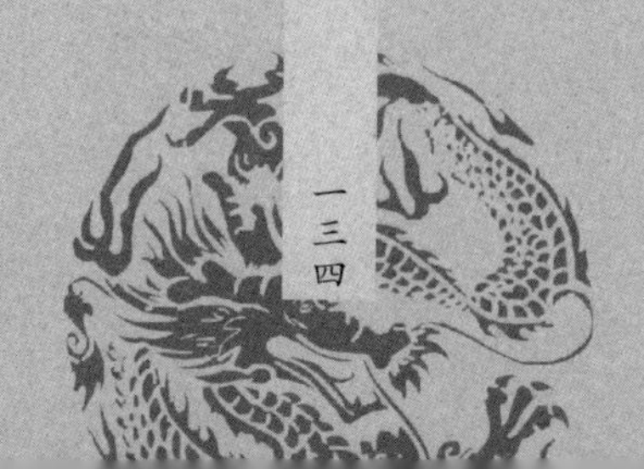

日即愈，百发百中。

赤白泻痢神方　干桑椹三两　雄精一两五钱　赤白沙糖各三两　砂仁三两　右药研细，用囫囵荸荠三斤，原烧酒三斤，浸入大沙锅内，盖好不泄气，用菜油，灯心，文火煎滚收贮。临服荸荠一枚即愈，即此药渣药酒服之亦无不愈，其效如神。

广疮方　轻粉三钱　大黑枣廿枚

法将大枣去核，轻粉研细，同河泥少许，嵌入枣内，用厚面糊裹，勿可泄气，炭火炙成炭，每服两枣，分三日用，黄酒化送。

神验化毒五虎丹　炙牛角　炙羊角　炙甲片各二钱　角刺三钱　生大黄十二两

法以牛、羊、甲片三味，湿纸包煨焦，取净末，同角刺、大黄净末，研匀，每服五钱。弱者三钱，绍酒送下。候泻，宜于空地上利完，将土掩之，恐

日卽愈百發百中

赤白瀉痢神方　乾桑椹三兩　雄精一兩五錢　赤白沙糖各三兩　砂仁三兩　右藥研細用囫圇孛薺三斤　原燒酒三斤　浸入大沙鍋內蓋好不泄氣用菜油燈心文火煎滾收貯臨服孛薺一枚卽愈卽此藥渣藥酒服之亦無不愈其效如神

廣瘡方　輕粉三錢　大黑棗廿枚　法將大棗去核輕粉研細同河泥少許嵌入棗內用厚麪糊裹勿可泄氣炭火炙成炭每服兩棗分三日用黃酒化送

神驗化毒五虎丹　炙牛角　炙羊角　炙甲片各二錢　角刺三錢　生大黃十二兩　法以牛羊甲片三味濕紙包煨焦取淨末同角刺大黃淨末研勻每服五錢　弱者三錢　紹酒送下候瀉宜於空地上利完將土掩之恐

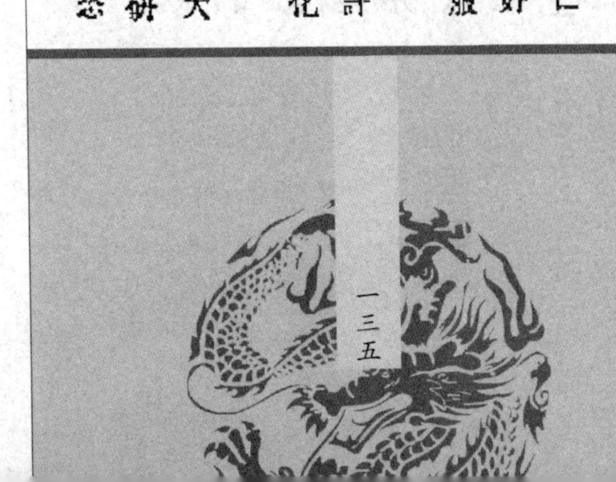

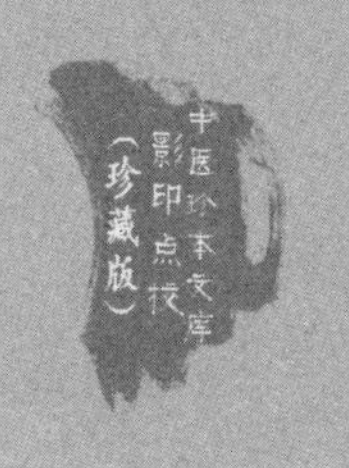

惡氣害人間二日再一服甚者不過三服神效後服珠黃十寶丹以愈爲度結毒亦效

珠黃十寶丹　滴乳石人乳煅　眞琥珀　乳香去油　没藥去油　辰砂水飛　山茨菇各三錢　敗龜板炙　雄黃各四錢　犀角　珍珠各一錢　眞正人中黃五錢　當門子五分　各取淨末秤準共爲極細末山藥打糊爲丸如桐子大辰砂爲衣專治一切廣瘡楊梅結毒下疳潰爛小兒胎毒分一月服完卽愈甚者再服一料必愈功勝五寶丹　以上三方卽治楊梅瘡方

玉樞丹方　毛慈菇二兩晒　紅芽大戟一兩五錢炒　千金子霜一兩　冰片三錢　文蛤二兩去垢晒　雄黃三錢　飛辰砂三錢　麝香三錢　草河車一兩五錢晒　山荳根一兩炒　丁香三兩晒　燈草炭一錢　以上藥各研末和勻糯米飯打成錠晒乾收貯重出

恶气害人。间二日再一服，甚者不过三服，神效。后服珠黄十宝丹，以愈为度，结毒亦效。

珠黄十宝丹　滴乳石人乳煅　真琥珀　乳香去油　没药去油　辰砂水飞　山茨菇各三钱　败龟板炙　雄黄各四钱　犀角　珍珠各一钱　真正人中黄五钱　当门子五分

各取净末，秤准，共为极细末，山药打糊为丸，如桐子大，辰砂为衣。专治一切广疮杨梅，结毒下疳，溃烂，小儿胎毒。分一月服完即愈。甚者再服一料必愈，功胜五宝丹。以上三方，即治杨梅疮方。

玉枢丹方　毛慈菇二两，晒　红芽大戟一两五钱，炒　千金子霜一两　冰片三钱　文蛤二两，去垢晒　雄黄三钱　飞辰砂三钱　麝香三钱　草河车一两五钱，晒　山荳根一两，炒　丁香三两，晒　灯草炭一钱

以上药各研末，和匀，糯米饭打成锭，晒干收贮重出。

绝痫丹　治颠仆眼直口吐痰沫，或作羊鸣，不省人事。此因惊恐得之。硝煅礞石五钱　天竹黄六钱　当门子二分　煨明天麻三钱　辰州砵砂三钱　蛇含石五钱，醋煅　陈胆星四钱　法半夏八钱　等分为末，以姜汁五钱　竹沥二两　和于蜜中，炼熟杵丸如龙眼大，童便磨服半丸立止。服三一丸全愈。蛇褪四分，煅净　绿矾二分　犀黄四分　石膏三钱，煨　紫草二钱　川莲一钱　蜂窠一钱，煅净　紫荆皮一钱五分

上味同研细末，用马兰汁调药，涂于患处。

外科方外奇方卷四终

絕癇丹　治顛仆眼直口吐痰沫或作羊鳴不省人事此因驚恐得之　硝煅礞石五錢　天竹黃六錢　當門子二分　煨明天麻三錢　辰州硃砂三錢　蛇含石五錢醋煅　陳膽星四錢　法半夏八錢　等分爲末以薑汁五錢　竹瀝二兩　和於蜜中煉熟杵丸如龍眼大童便磨服半丸立止服三一丸全愈　蛇褪四分煅淨　綠礬二分　犀黃四分　石膏三錢煨　紫草二錢　川蓮一錢　蜂窠一錢煅淨　紫荆皮一錢五分　上味同研細末用馬蘭汁調藥塗於患處

外科方外奇方卷四終

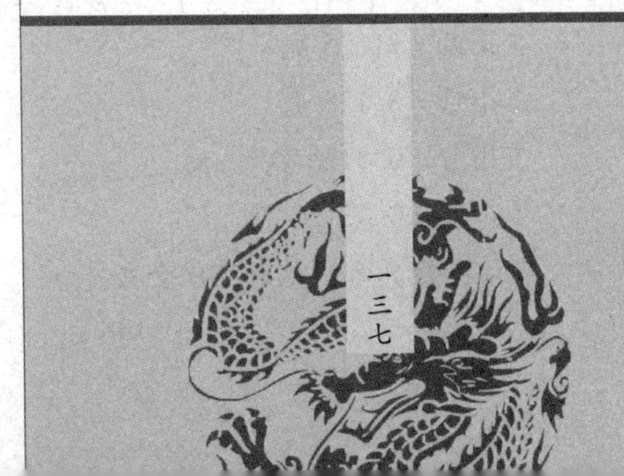

附

一、古今重量换算

（一）古称以黍、铢、两、斤计量而无分名

汉、晋：1 斤 =16 两，1 两 =4 分，1 分 =6 铢，1 铢 =10 黍。

宋代：1 斤 =16 两，1 两 =10 钱，1 钱 =10 分，1 分 =10 厘，1 厘 =10 毫。

元、明、清沿用宋制，很少变动。

古代药物质量与市制、法定计量单位换算表解

时代	古代用量	折合市制	法定计量
秦代	一两	0.5165 市两	16.14 克
西汉	一两	0.5165 市两	16.14 克
东汉	一两	0.4455 市两	13.92 克
魏晋	一两	0.4455 市两	13.92 克
北周	一两	0.5011 市两	15.66 克
隋唐	一两	0.0075 市两	31.48 克
宋代	一两	1.1936 市两	37.3 克
明代	一两	1.1936 市两	37.3 克
清代	一两	1.194 市两	37.31 克

注：以上换算数据系近似值。

（二）市制（十六进制）重量与法定计量的换算

1 斤（16 市两）=0.5 千克 =500 克

1 市两 =31.25 克

1 市钱 =3.125 克

1 市分 =0.3125 克

1 市厘 =0.03125 克

（注：换算时的尾数可以舍去）

（三）其他与重量有关的名词及非法定计量

古方中“等分”的意思是指各药量的数量多少全相等，大多用于丸、散剂中，在汤剂、酒剂中很少使用。其中，1 市担 =100 市斤 =50 千克，1 公担 =2 担 =100 千克。

二、古今容量换算

（一）古代容量与市制的换算

古代容量与市制、法定计量单位换算表解

时代	古代用量	折合市制	法定计量
秦代	一升	0.34 市升	0.34 升
西汉	一升	0.34 市升	0.34 升
东汉	一升	0.20 市升	0.20 升
魏晋	一升	0.21 市升	0.21 升
北周	一升	0.21 市升	0.21 升
隋唐	一升	0.58 市升	0.58 升
宋代	一升	0.66 市升	0.66 升
明代	一升	1.07 市升	1.07 升
清代	一升	1.0355 市升	1.0355 升

注：以上换算数据仅系近似值。

（二）市制容量单位与法定计量单位的换算

市制容量与法定计量单位的换算表解

市制	市撮	市勺	市合	市升	市斗	市石
换算		10 市撮	10 市勺	10 市合	10 市升	10 市斗
法定计量	1 毫升	1 厘升	1 公升	1 升	10 升	100 升

（三）其他与容量有关的非法定计量

如刀圭、钱匕、方寸匕、一字等。刀圭、钱匕、方寸匕、一字等名称主要用于散剂。方寸匕，作匕正方一寸，以抄散不落为度；钱匕是以汉五铢钱抄取药末，以不落为度；半钱匕则为抄取一半；一字即以四字铜钱作为工具，药末遮住铜钱上的一个字的量；刀圭即十分之一方寸匕。

1 方寸匕≈2 克（矿物药末）≈1 克（动植物药末）≈2.5 毫升（药液）

1 刀圭≈1/10 方寸匕

1 钱匕≈3/5 方寸匕

图书在版编目（CIP）数据

外科方外奇方 /（清）凌奂撰 . — 太原：山西科学技术出版社，2011.10（2021.8 重印）

（中医珍本文库影印点校：珍藏版）

ISBN 978-7-5377-3992-4

Ⅰ . ①外… Ⅱ . ①凌… Ⅲ . ①中医外科—验方—汇编 Ⅳ . ① R289.5

中国版本图书馆 CIP 数据核字 (2011) 第 178670 号

点校者：

单耀明　王卓元　王翰章　张文力　胡双元　刘园力

外科方外奇方

出版人　阎文凯
撰者　（清）凌　奂
责任编辑　杨兴华
封面设计　吕雁军

出版发行　山西出版传媒集团 · 山西科学技术出版社
地址：太原市建设南路 21 号　邮编　030012
编辑部电话　0351-4922078
发行部电话　0351-4922121
经销　各地新华书店
印刷　山东海印德印刷有限公司

开本　889mm × 1230mm　1/32
印张　4.875
字数　111 千字
版次　2011 年 10 月第 1 版
印次　2021 年 8 月山东第 2 次印刷

书号　ISBN 978-7-5377-3992-4
定价　17.00 元